Inhalt

1. Einleitung und Übersicht

«Ich verstehe aber unter dem öffentlichen Gebrauche seiner eigenen Vernunft denjenigen, den jemand als Gelehrter von ihr vor
dem ganzen Publikum der Leserwelt macht.» (Immanuel Kant[1])

Gegen meine Frage: «Ist die Physik falsch?» erheben sich sofort
zwei Einwände. Erstens: Lambeck ist selbst Physiker, er kann also
die Frage nicht beantworten, denn die Richtigkeit eines Systems
kann nur von außen beurteilt werden. Zweitens: Die Frage verlangt
den Einblick in die Zukunft, denn wir müßten wissen, welche physikalischen Effekte und Theorien es einmal geben wird. Doch wenn
wir wüßten, heißt es bei Karl Popper, was wir in 20 Jahren wissen
werden, wüßten wir es schon heute. Beide Einwände vor Augen
versuche ich, mich der Frage mit einem Blick auf die Situation der
Physik vor hundert Jahren anzunähern. Offenkundig unvereinbar
standen zwei Tatsachen einander entgegen:

Erstens: Die Sonne scheint.
Zweitens: Die Annahme der Physik, Energielieferung könne nur
durch mechanische oder chemische Prozesse zustande kommen.

Die Physiker konnten damals ausrechnen, wie lange die Sonne
leuchten würde, wenn ihre Energie durch das Verbrennen von Kohle,
den Einschlag von Meteoren oder Kontraktion zustande käme und
stellten fest: Etwa 20 000 bis einige Millionen Jahre. Andererseits
wußte man aus der Geologie, daß die Sonne schon sehr viel länger
mit derselben Intensität geleuchtet haben muß. Also kann – neben
vielen anderen Gründen – die Energie der Sonne nicht allein aus den
genannten Prozessen stammen. Zwischen der Existenz der leuchten-
den Sonne und der genannten Annahme bestand also eine – wie ich
es nennen möchte –

> erklärungsfordernde Spannung.

Daher will ich versuchen, meine Frage, ob die Physik falsch sei,
durch Überprüfung der *erklärungsfordernden Spannungen* zwischen

9

Aussagen der heutigen Physik und gegenwärtig vorliegenden – oder unterstellten – Erscheinungen zu vertiefen und Kriterien vorzutragen, die der Aufklärung dieser Spannungen dienen. Man mag darin die Absicht eines Skeptikers erkennen, der weiter zu fragen gelernt hat, um dem Erkenntnisfortschritt zu dienen.

Im Jahre 1900 bestand ein Widerspruch zwischen dem Leuchten der Sonne und dem Kenntnisstand der Physik. Dieser Widerspruch wurde nur von einem kleinen Kreis von Fachleuten wahrgenommen; er hatte keinerlei gesellschaftliche Bedeutung. Dagegen besteht heute ein Widerspruch z. B. zwischen der Physik und der Homöopathie. Das Homöopathische Arzneibuch und zwei zugehörige Gesetze wurden von einem Bundespräsidenten, einem Bundeskanzler sowie sechs Bundesministern unterschrieben, so daß es auf der ersten Seite den Bundesadler tragen darf. Der Gesetzgeber hat beschlossen, ein nicht unerheblicher Teil der in Deutschland verwendeten Medikamente stehe als Teil der «besonderen Therapierichtungen» außerhalb der wissenschaftlichen Wirksamkeitsprüfung. Einzelne Vorschriften des Homöopathischen Arzneibuches verraten die Nähe zur Astrologie bzw. Alchemie. Die betreffenden Medikamente, die auch von einigen gesetzlichen Krankenkassen bezahlt werden, können nur wirken, wenn nicht nur die heutige Physik falsch oder zumindest unvollständig ist, sondern auch die gesamte Wissenschaft seit Galilei. Im Jahre 1996 wurde der in der Öffentlichkeit stark beachtete «Alternative Nobelpreis» an den griechischen Homöopathen Georges Vithoulkas verliehen. Der Umsatz der entsprechenden Medikamente liegt im dreistelligen Millionenbereich.

Der in der politischen Öffentlichkeit ausgetragene Streit der Schul- und alternativen Medizin wird überwiegend nur als ein Streit zweier Schulen innerhalb der Medizin gesehen. Daß es hierbei um die Auseinandersetzung zwischen zwei Weltbildern und verschiedenen Auffassungen von Wissenschaft geht, wird bisher von der Öffentlichkeit und den Politikern, die das Homöopathische Arzneibuch mit ihrer Unterschrift zugelassen haben, gar nicht wahrgenommen. Diese Wahrnehmungssperre möchte ich beseitigen.

Die Lehren Rudolf Steiners beeinflussen über die Waldorfschulen Zehntausende von Schülern. Wenn die esoterischen Lehren der anthroposophisch erweiterten Heilkunst und der biologisch-dynamischen Landwirtschaft nach Rudolf Steiner richtig sind, dann ist auch im Blick darauf die heutige Physik unvollständig. Wenn ein in der alternativen Medizin weitverbreitetes Verfahren, die Elektro-akupunkturdiagnose nach Voll (EAV) funktioniert, dann müssen Physik, Chemie, Pharmakologie, Medizin und Elektrotechnik radi-kal geändert oder mindestens erweitert werden. In jüngster Zeit wurden in Deutschland millionenschwere Investitionen in Wohn- und Industrieanlagen unter Berücksichtigung von Erdstrahlen und Feng-Shui-Energien durchgeführt und andererseits Erdstrahlen in einem Kurort eingesetzt. Analoge Aussagen gelten für Parapsycho-logie, Fernheilung und Pendel.

Es ist ein Phänomen für Psychologie/Soziologie/Politologie, daß heute in Deutschland mehrere einander ausschließende Lehren ver-treten, vom Staat gefördert, von gesetzlichen Kassen bezahlt bzw. industriell angewendet werden, ohne miteinander in einen Dialog zu treten. Diese Tatsachen erfordern dringend Diskussion und For-schung.

Heute handelt es sich nicht um Diskussionen über Philosophien oder spezielle physikalische Probleme. Vielmehr treffen wir auf ein im Alltagsleben wirksames dichtes Geflecht aus Weltanschauung, Esoterik, Medizin, Politik, Gesetzen, Lobby der Pharmaindustrie, Gesundheitswesen und Beihilfevorschriften. Die dabei verwendeten Begriffe erzeugen mehr Vernebelung als Klarheit. Daher erkläre ich Begriffe wie Naturheilkunde, Homöopathie, Strahlen, Wellen, Erd-strahlen, Geistheilung, Parapsychologie, Esoterik, biologisch-dyna-mische Landwirtschaft usw. so, daß eine fruchtbare Diskussion möglich wird.

Nach der Auffaltung dieser Begriffe wird die erklärungsfordernde Spannung zur heutigen Physik kommentiert. Ich möchte zum Selbst-Denken und Selbst-Handeln auffordern. Daher sind, wann immer angängig, als Tests dieser Lehren Experimente angegeben, die von interessierten Kreisen wie Volkshochschulvereinen oder schulischen/ studentischen Projektgruppen selbst durchgeführt werden können. Alle Tests sind so angelegt, daß mit ihnen die Physik als falsch erkannt (falsifiziert) werden kann.

Als ich studierte, trugen Verantwortung für das Gelernte die, die es mich lehrten. Nachdem ich die entsprechenden Prüfungen absol-viert hatte, erhielt ich selbst die Lehrbefugnis für Physik. Für das, was ich seitdem in mehr als einem Vierteljahrhundert lehrte, trage ich die Verantwortung. Dieses Buch kann daher auch gelesen werden als die Frage: Wie ernst nehme ich selbst, was ich lehrte? Ich könnte leicht ertragen, wenn falsch wäre, was ich lernte. Es wäre schwerer zu ertragen, wenn falsch wäre, was ich lehrte. Es ist sehr schwer zu ertragen, wenn die Behauptung, meine Lehre sei falsch, von dem kommt, in dessen Auftrag ich ein Vierteljahrhundert lang gelehrt habe – dem Staat. Der Bundesadler auf dem Homöopathischen Arzneibuch ist für mich eine der Herausforderungen, die zur Niederschrift dieses Buches geführt haben.

Die Physik erscheint im Blick auf die Freunde der alternativen Medizin und Esoterik wie eine belagerte Festung. Das «mechanistisch-materialistische» Weltbild der Physik soll geschleift werden. Ich sehe mich als den Verräter in der Festung, der durch die Tests den Belagerern den unterirdischen Gang zur Pulverkammer weist.[2] Warten wir ab, ob die Zündhölzer der Eindringlinge trocken sind. Die Parawissenschaftler sind nicht meine Gegner, ich begegne ihnen, suche diese Begegnung, um die Wissenschaft weiterzuentwickeln. Sie alle sind für mich, was der Zöllner – nach Bertolt Brecht – für Laotse war: Sie haben mir dieses Buch «abverlangt».[3]

Mein besonderer Dank für viele wertvolle Diskussionen und Kontakte gilt Prof. Dr. Irmgard Oepen, der langjährigen Präsidentin der Gesellschaft zur wissenschaftlichen Untersuchung von Parawissenschaften (GWUP), Pfarrer Thomas Gandow, dem Provinzialpfarrer für Sekten- und Weltanschauungsfragen der Evangelischen Kirche in Berlin-Brandenburg, Dr. Richard Fichtner von der Akademie für Lehrerfortbildung Dillingen und Rouven Schäfer, dem 2. Geschäftsführer der GWUP.

* Wegen häufiger Fragen weise ich darauf hin, daß ich mit dem bekannten Journalisten Martin S. Lambeck weder identisch noch verwandt bin.

2. Aussagen der Physik

2.1 Die Atomlehre

2.1.1 Der wichtigste Satz der Wissenschaft nach Feynman

Der amerikanische Physiker Richard Feynman (1918–1988, Nobelpreis 1965) bringt in seinen berühmten «Lectures on Physics» den heutigen Kenntnisstand auf den Punkt:

> «*Materie ist aus Atomen aufgebaut.* Wenn in einer Sintflut alle wissenschaftlichen Kenntnisse zerstört würden und nur ein Satz an die nächste Generation von Lebewesen weitergereicht werden könnte, welche Aussage würde die größte Information in den wenigsten Worten enthalten? Ich bin davon überzeugt, daß dies die *Atomhypothese* (oder welchen Namen sie auch immer hat) wäre, die besagt, *daß alle Dinge aus Atomen aufgebaut sind, – aus kleinen Teilchen, die in permanenter Bewegung sind, einander anziehen, wenn sie ein klein wenig voneinander entfernt sind, sich aber gegenseitig abstoßen, wenn sie aneinander gepreßt werden.* In diesem einen Satz werden Sie mit ein wenig Phantasie und Nachdenken eine *enorme* Menge an Information über die Welt entdecken.»[1]

Die Atomlehre ist für die heutige Physik – wie man in der Soziologie oder Politik sagen würde – ein «hohes Gut», ein «Essential» oder eine «Errungenschaft». Mit ihr steht und fällt die gesamte heutige Physik.

2.1.2 Wir wissen, wie viele Arten es gibt

Wenn es mehrere Arten gibt, ist die Mindestzahl der Arten gleich zwei. Die Welt könnte also aus zwei Arten von Atomen bestehen. Eine solche Feststellung würde sicher von vielen Philosophen begrüßt. Aber Chemie und Physik lehren uns, daß die Natur mehr als zwei Arten von Atomen bereithält. Es ließe sich angesichts der Vielfalt der Erscheinungen in der Natur auch denken, die Zahl der Atomarten müßte sehr groß sein, etwa so groß wie die Zahl der Medikamente in deutschen Apotheken, circa 50000. Die Physik lehrt jedoch, daß es nur 92 verschiedene Atomarten (Elemente) gibt.

Alle Atome einer Art sind untereinander gleich, wie etwa die Eisenatome, so daß sie (im Bereich der Chemie und daher auch der Lebensvorgänge) nicht voneinander unterschieden werden können – sie sind identisch. Daher gelten heute als eherne Lehrsätze der Physik:

> Die Materie besteht aus Atomen in Bewegung.
> Gleichartige Atome sind identisch.

2.1.3 Wir wissen auch, wie groß die Atome sind

Durch die Untersuchungen der Physiker in den letzten 100 Jahren wissen wir auch, wie groß ein Atom ist und welche Masse es hat, und wissen daher auch, wie viele Atome in einer bestimmten Substanzmenge enthalten sind. Man spricht von dem «Mol» einer Substanz. Ein Mol ist die Substanzmenge, die soviel Gramm hat, wie die Molmasse angibt.

Beispiel: Ein Molekül Wasser besteht aus zwei Atomen Wasserstoff und einem Atom Sauerstoff. Wasserstoff hat (rund) die Masse Eins, Sauerstoff die Masse 16. Also hat Wasser eine Molmasse von 18. Ein Mol Wasser hat demnach eine Masse von 18 Gramm – das ist ein schlecht eingeschenktes Schnapsglas bzw. der Inhalt der üblichen homöopathischen Fläschchen. Die Zahl der Moleküle pro Mol nennt man nach dem italienischen Physiker Amadeo Avogadro (1776–1856) die Avogadro-Zahl. Nach heutiger Kenntnis beträgt sie rund $6*10^{23}$. Das ist eine 6 mit 23 Nullen! Zum Vergleich: Die Zahl der Menschen auf der Erde beträgt «nur» rund $6*10^9$. Die Zahl der Wassermoleküle in dem schlecht eingeschenkten Schnapsglas ist demnach 10^{14} mal größer als die Zahl der Menschen auf der Erde.

2.1.4 Die Avogadro-Grenze

Die Avogadro-Zahl ist zwar so groß, daß sie außerhalb unseres Vorstellungsvermögens zu liegen scheint (ebenso wie die Entfernung neu entdeckter Galaxien im Weltraum); wir werden aber sehen, daß sie für das Verständnis der Homöopathie von entscheidender Bedeutung ist. Der ausführlichen Beschreibung in 4.6 vorgreifend, weise ich darauf hin, daß in der Homöopathie die Ausgangssubstanz in Schritten von Zehnerpotenzen verdünnt wird, die mit dem Buchstaben D (vom lateinischen Wort für zehn) bezeichnet werden. D6 bedeutet also eine Verdünnung von 1:1 Million, D24 eine Verdünnung von 1:10^{24}. Dabei ist dann gerade nur noch ein Molekül der Ausgangssubstanz vorhanden. Daher bezeichne ich diese Verdünnung als Avogadro-Grenze. Die in der Homöopathie viel verwendete Potenz D30 liegt somit jenseits der Avogadro-Grenze, enthält also praktisch mit Sicherheit kein Molekül der Ausgangssubstanz mehr.

2.2 Die Vierkräftelehre

2.2.1 Schwerkraft

Die erste Kenntnnis einer Kraft verdanken wir Isaac Newton (1643–1727). Er untersuchte die Schwerkraft (Gravitation).[2] Sie bewirkt, daß die Erde uns alle anzieht. Deshalb fliegen wir nicht in den Raum hinaus, sondern «stehen mit beiden Beinen auf der Erde». Aus den Forschungen der Astronomen wissen wir, daß alle Himmelskörper sich gegenseitig anziehen, die Sonne die Erde, die Erde den Mond usw.

Die Kraft zwischen zwei Massen ist proportional zum Produkt der beiden Massen (also z. B. Masse der Sonne mal Masse der Erde) und sie nimmt umgekehrt mit dem Quadrat der Entfernung ab. Befindet sich die Erde in der Entfernung von der Sonne, die sie tatsächlich hat, hat die Schwerkraft die Größe, die erforderlich ist, um die Erde auf ihrer jetzigen Bahn zu halten. Setzen wir die Erde in die doppelte Entfernung, so beträgt die Anziehungskraft nur noch ein Viertel der ursprünglichen, in dreifacher Entfernung nur noch ein Neuntel, in zehnfacher Entfernung nur noch ein Hundertstel usw. Wir sehen, daß die Kraft zwar mit zunehmender Entfernung stark abnimmt, aber doch im Prinzip bis ins Unendliche reicht. Jedenfalls erstreckt sich die Anziehungskraft viel weiter in den Raum hinaus als der Körper selbst: Die Kraft hat eine «große Reichweite».

Die Schwerkraft beeinflußt das gesamte Leben auf der Erde; auf ihr beruht der Lauf der Planeten und die Entwicklung im Weltall. Zwar sind alle Menschen der Schwerkraft unterworfen, sie können sie jedoch nicht beeinflussen.

Starke Kraft	**Schwache Kraft**
hält Atomkern zusammen	Umwandlung Neutron-Proton

Reichweite

$\sim 10^{-15}$ m (Kern) $\sim 10^{-18}$ m

Radioaktivität, Energiequelle der Sterne

Elektrische Kraft

Bindung von Elektronen und Protonen
Reichweite $\sim 10^{-10}$ m (Atom)
Chemie, Schmecken, Riechen, Festigkeit
der Materie, Maschinen, Akustik

statische elektrische und magnetische Felder
Reichweite ~ 1 m

hochfrequente elektromagnetische Wellen
Radar, Radio, Licht, Röntgenstrahlen
Reichweite sehr groß (unendlich)

Schwerkraft

Anziehungskraft aller Materie
Kosmos
Reichweite sehr groß (unendlich)

Abb. 1: Übersicht zur Vierkräftelehre der Physik

2.2.2 Elektrische Kraft

In unserer Umgebung kennen wir noch eine zweite, die elektrische Kraft. Bereits in der Antike wurde entdeckt, daß geriebener Bernstein Staub anzieht. Bernstein heißt auf griechisch «Elektron», woher die Erscheinung ihren Namen hat. Jeder weiß, daß manche Textilien sich so aufladen können, daß sie beim Ausziehen Funken sprühen. Halten wir zwei solche «geladenen» Textilien nebeneinander, so sehen wir, daß sie sich manchmal anziehen, manchmal abstoßen.

Die Kraft zwischen zwei elektrischen Ladungen ist von gleicher Art wie die Schwerkraft: Sie ist proportional zum Produkt der beiden Ladungen und fällt umgekehrt zum Quadrat des Abstandes ab. Daher hat auch sie eine «große Reichweite». Es gibt jedoch einen entscheidenden Unterschied zwischen der elektrischen Kraft und der Gravitation: Da es nur eine Art von Massen gibt, gibt es auch nur eine Richtung der Kraft, die Anziehung. Dagegen gibt es – wie wir an den Textilien sehen – Anziehung und Abstoßung. Wir erkennen also zwei Arten von Ladungen: Positive und negative. Gleichnamige Ladungen stoßen sich ab, ungleichnamige ziehen sich an. Die Wirkung der elektrischen Kraft läßt sich in drei Erscheinungsformen einteilen, weil eine elektrische Ladung drei Bewegungsformen haben kann:

Die erste Art der «Bewegung» ist das Fehlen von Bewegung, die Ruhe. Eine ruhende elektrische Ladung erzeugt in ihrer Umgebung ein elektrisches Feld, womit sie eine Kraft auf andere Ladungen ausübt, wie wir es von den geladenen Textilien kennen. Im Atom bzw. Molekül bewirkt die elektrische Kraft die Wechselwirkung zwischen Elektronen und Atomkernen; sie ist damit verantwortlich für alle chemischen Vorgänge, somit auch für Riechen und Schmecken. Sie bewirkt die gegenseitige Abstoßung der Atome, also alle Materiebewegungen (durch die gegenseitige Abstoßung der Luftmoleküle den Schall, das Hören), im Festkörper den Zusammenhalt der Materie (Maschinen, Technik). Berühre ich mit einem Finger einen Gegenstand, so erzeugt die Undurchdringlichkeit beider Gegenstände einen Druck auf die Berührungsfläche, der als elektrisches Signal von den Nerven ins Gehirn weitergeleitet wird. Mithin beruht auch das Fühlen auf der elektrischen Kraft.

Die zweite Art ist die geradlinig gleichförmige Bewegung: es ist der elektrische Strom. Er erzeugt magnetische Felder (Grundlage der Elektrotechnik). Im Haushalt haben wir elektrische Leitungen in den Wänden, die z. B. zu einer Lampe führen. Wird die Lampe nicht eingeschaltet, fließt kein Strom. Die Leitungen sind nur von einem elektrischen Feld umgeben. Schalten wir die Lampe ein, so fließt Strom; daher erzeugen die Leitungen in ihrer Umgebung zusätzlich ein magnetisches Feld. Dies ist die Wirkung der Leitungen, die an das allgemeine Wechselstromnetz angeschlossen sind, dessen Stromrichtung 50 mal in der Sekunde wechselt. Man sagt, der Wechselstrom hat eine Frequenz von 50 Hertz.

Die dritte Art der Bewegung ist die Schwingung. Schwingende elektrische Ladungen in Drähten erzeugen «elektromagnetische Wellen», die mit Lichtgeschwindigkeit in den Raum hinaus wandern. Die Anlage ist zum «Sender» geworden; der Draht ist die «Antenne». Diese Erscheinung, die von Heinrich Hertz (1857–1894) im Jahre 1886 entdeckt wurde, ist die Grundlage unserer heutigen Nachrichtenübermittlung und Meßtechnik über große Entfernungen, wie Radio, Fernsehen und Radar.

Steigert man die Frequenz noch weiter bis in den Bereich von 10^{14} Hertz, so werden die Wellen nicht mehr von Antennen ausgesandt, sondern von einzelnen Atomen. Wir erhalten die Art der elektromagnetischen Wellen, die uns besonders vertraut ist, das sichtbare Licht. Mit diesen elektromagnetischen Wellen schickt uns die Sonne das Licht, Lebensgrundlage der Menschen- und Pflanzenwelt.

2.2.3 Starke Kraft

Der Atomkern besteht aus Protonen und Neutronen. Durch die elektrische Abstoßung der Protonen würde der Kern auseinanderfliegen, wirkte nicht zwischen den Protonen eine stärkere Kraft, die die Protonen und Neutronen zusammenhält und die daher als starke Kraft bezeichnet wird. Sie wirkt nur zwischen Protonen und Neutronen, die sich «berühren». Man kann sie sich also wie einen Klebstoff vorstellen. Ihre Reichweite beträgt etwa 10^{-15} m und ist somit auf den Atomkern begrenzt. Diese Erklärung des Kernaufbaus stammt von Hideki Yukawa (1907–1981), der dafür 1949 den Nobelpreis erhielt.

2.2.4 Schwache Kraft

Hat ein Kern mehr Neutronen als dem Gleichgewicht entspricht, so wandelt sich ein Neutron in ein Proton und ein Elektron (und ein elektronisches Antineutrino) um. Dies geschieht auch ständig im menschlichen Körper, indem sich Kalium-40 in Kalzium-40 umwandelt. Die hierbei wirkende Kraft wird als schwache Kraft bezeichnet; ihre Reichweite ist noch kürzer als die der starken Kraft. Für die Entdeckung der schwachen Kraft erhielten 1979 Sheldon Glashow, Abdus Salam und Steven Weinberg den Nobelpreis.

Die starke und schwache Kraft bewirken gemeinsam die Radioaktivität und die Energieproduktion im Inneren der Sterne, sind also durch die Sonnenstrahlung konstitutiv für das Leben. Wegen ihrer kurzen Reichweite spielen die starke und die schwache Kraft in der Chemie und damit auch in der Biologie und Medizin keine Rolle.

Die Sonne bietet ein schönes Beispiel für das Wirken der vier Kräfte: Im Inneren der Sonne läuft unter der Wirkung der starken und schwachen Kräfte die Kernfusion ab, wodurch die Sonne ihre Energie erhält. Diese Energie wird als Licht- und Wärmestrahlung (elektromagnetische Wellen) nach außen abgegeben, womit das Leben auf der Erde ermöglicht wird. Die Sonne als Ganzes wirkt, wie schon gesagt, auf uns durch Gravitation, so daß die Erde auf ihrer Bahn gehalten wird. Außerdem findet Materietransport statt durch von der Sonne ausgesandte Teilchen (Sonnenwind), die die Polarlichter hervorrufen.

Wenn Sie ein Haus kaufen, bestätigt der Notar auf dem Grundbuchauszug, daß dieser richtig und *vollständig* ist. Vollständig heißt, Sie dürfen darauf vertrauen, daß das Grundbuch keine weiteren Belastungen enthält. Ebenso ist nach Ansicht der heutigen Physik die Aufzählung der vier Kräfte *vollständig*, d.h. mehr Kräfte gibt es nicht. Die Tests in diesem Buch gelten daher weitgehend der Frage: «Gibt es eine fünfte Kraft?» Der Nachweis einer fünften Kraft würde die Physik radikal umgestalten oder erweitern. Jeder Physiker weiß, daß die Entdeckung einer fünften Kraft nobelpreiswürdig ist.

2.3 Physik und Mensch

Da sich dieses Buch mit Paraphänomenen beschäftigt, die für den Menschen relevant sind, kann die Zahl der interessierenden Kräfte eingeschränkt werden. Die starke und schwache Kraft treten nur im Bereich der Atomkerne auf, haben daher für die Handlungen, die ein Mensch selbst ausführen kann, keine Bedeutung. Die Gravitation wirkt zwar auf uns alle, wir können sie jedoch nicht beeinflussen.

Daher laufen alle menschlichen Aktivitäten durch Vermittlung der elektrischen Kraft ab. Somit reduziert sich unsere Frage in Verbindung mit der Atomlehre auf den Punkt (der Begriff «unvollständig» wird in Abschnitt 3.6 erläutert):

> Gibt es im menschenrelevanten Bereich Materie, die nicht aus Atomen besteht oder eine Kraft, die über die elektrische Kraft hinausgeht? Wenn ja, dann ist die Physik unvollständig.

3. Erkenntnisfortschritt durch Untersuchung von Paraphänomenen

3.1 Was nennt die Physik «unmöglich»?

3.1.1 Was heißt: «Das geht nicht»?

Standardthema jeder Diskussion sind Einwände der Art: Vor hundert Jahren hat ja auch niemand gedacht, daß man in 5 Stunden von Berlin nach Teneriffa fliegen könnte – heute geht das. Also sollten Sie nicht mit der Behauptung kommen, extrem verdünnte Medikamente könnten keine Wirkung haben, nur weil das der jetzigen Lehre widerspricht. Auf diesen sehr berechtigten Einwand möchte ich antworten mit der Unterscheidung zwischen verschiedenen Stufen heutiger Aussagen über das, was «nicht geht». Ich denke an eine eigene Erfahrung: Den James-Bond-Film «Goldfinger» von 1964. Er zeigt das Durchschneiden einer massiven Goldplatte mit einem Laser und einen Wagen mit einem Navigationssystem im Cockpit. Das erschien mir damals zwar physikalisch nicht prinzipiell unmöglich, aber doch im Reich der technischen Utopie angesiedelt. Heute ist beides längst Wirklichkeit.

Es geht also darum, Kriterien aufzustellen für das, was heute nur an technischen Voraussetzungen oder am Geld scheitert gegenüber dem, was nach dem heutigen Kenntnisstand prinzipiell unmöglich ist. Beides ist abzugrenzen von den Phänomenen, über die die Physik überhaupt keine Aussage macht.

Ich erläutere diese Unterscheidung an einem Lehrsatz der heutigen Physik: Keine Nachricht kann schneller als mit Lichtgeschwindigkeit übertragen werden (Kernaussage der Relativitätstheorie). Dies ist gleichbedeutend mit der Aussage, daß die genannten vier Kräfte sich höchstens mit Lichtgeschwindigkeit ausbreiten und eine «schnellere» Kraft bisher nicht bekannt ist. Anders ausgedrückt: Es gibt keine Maschine, die eine Nachricht schneller als mit Lichtgeschwindigkeit übertragen kann.

Betrachten wir hierzu einige Entfernungen in unserem Sonnensystem. Von der Erde zum Mond braucht das Licht etwas mehr als eine Sekunde, zur Sonne acht Minuten. Die Laufzeit bis zum Mars hängt von der Stellung von Erde und Mars auf ihren Bahnen ab – zwischen rund 5 und 20 Minuten. Denken wir an einen Tag, an dem die Lichtlaufzeit zum Mars 15 Minuten betragen möge. Phantasieren wir uns ein wenig in die Zukunft, vielleicht ins Jahr 2200. Dann könnte der Mars schon gut besiedelt sein. Es ist der 3. Oktober, also gibt der deutsche Botschafter, der übrigens aus Thüringen stammt, auf dem Mars einen Empfang.

Allmählich treffen die Gäste ein. Es begegnen sich der französische und der japanische Botschafter; beide stellen fest, daß sie für deutsche Musik schwärmen. Allerdings zeigt sich, daß der französische Botschafter sich für Wagner begeistert, der japanische für Beethoven. Schon beginnt eine angeregte Diskussion über Musik. Schließlich treffen beide den deutschen Botschafter und fragen ihn: «Heute feiern wir den 3. Oktober, was war denn da in der deutschen Geschichte?» Worauf der deutsche Botschafter sagt: «Da war eigentlich gar nichts, aber die Tage, an denen was war, können wir nicht feiern.» Und sofort haben wir eine lebhafte Diskussion über die deutsche Geschichte.

Diese Fragen, ob Ludwig van Beethoven oder Richard Wagner der größere Komponist war oder welcher Tag in Deutschland gefeiert werden sollte, kann ich als Physiker nicht entscheiden, denn die Physik kann sie nicht erklären, weil diese Fragen vom Menschen abhängen. Der Mensch ist auch ein historisch-soziales und ästhetisch-emotionales Wesen. Auch dieser Bereich ist der Physik unzugänglich.

Wir erinnern uns, daß der deutsche Botschafter aus Thüringen stammt, also wird es beim Empfang Thüringer Rostbratwürste geben. Wir beobachten die Empfangsvorbereitungen von der Erde aus und sehen, der Koch bemerkt soeben, daß im Nebenzimmer eine Übertragung vom Fußballspiel Energie Cottbus gegen 1. FC Köln zu sehen ist. Er geht rüber – das Spiel wird immer spannender –, er vergißt die Würste auf dem Rost. Also rufen wir ihm über unsere Antennen zu: Junge, nimm die Würste vom Rost! Aber das, was wir sehen, ist vor 15 Minuten geschehen; unsere Warnung erreicht ihn erst nach weiteren 15 Minuten. 30 Minuten liegen die Würste auf dem Rost, bis ihr Rauch oder die Halbzeit des Fußballspiels den Koch wieder in die Küche treiben.

Also sagt jeder, dem der Empfang der deutschen Botschaft am Herzen liegt: Dann müßt Ihr eben einen Mechanismus erfinden, mit dem Ihr die Warnung schneller als mit Lichtgeschwindigkeit rüberbringt. Dazu behauptet die heutige Lehrbuchphysik: Das geht nicht, das wird niemandem gelingen, wieviel Intelligenz und Geld-mittel er auch aufwendet, und das wird sich auch in Zukunft nicht ändern: Die Lichtgeschwindigkeit wird von niemandem überschritten werden. Und die Erfahrung der Physikgeschichte fügt hinzu: Sollte es doch jemandem gelingen, erhält er den Nobelpreis.

3.1.2 Zusammenfassung der Aussagen und Nicht-Aussagen

Dieses Bratwurstbeispiel zeigt alle Argumente bzw. die Unterschei-dung zwischen dem, worüber die Physik etwas sagt und dem, wor-über sie nichts sagen kann:

Eine Marsbesiedlung ist aus heutiger Sicht prinzipiell möglich. Die Frage, mit welchen technischen und finanziellen Mitteln man auf den Mars kommen kann, welchen Sinn das für wen hat, wird von der Physik nicht beantwortet, denn all dies gehört zur historisch-sozialen Seite des Menschen, und das gleiche gilt für das ästhetisch-emotionale Umfeld. Zugleich gilt aber auch, daß die Physik nicht durch Erfahrungen aus dem ästhetisch-emotionalen oder historisch-sozialen Umfeld des Menschen widerlegt werden kann.

Im Gegensatz dazu hat die Aussage der Physik, es sei unmöglich, eine Signalübertragung mit Überlichtgeschwindigkeit durchzufüh-ren, nichts mit den Eigenschaften von Menschen zu tun. Daher lautet hier die Aussage der Physik: «Es geht nie», es wird keinem Menschen gelingen, auch in Zukunft nicht! Und weil dies eine Aussage der Physik ist, kann sie auch nur «an der Erfahrung scheitern». Sollte irgend jemand in Zukunft die «Rettung der Bratwurst», also die Sig-nalübertragung mit Überlichtgeschwindigkeit gelingen, dann wäre damit die Unzulänglichkeit der Physik erwiesen und sie müßte auf eine heute noch nicht bekannte Weise ergänzt oder umgestaltet werden.

Mein eher gemütvolles Beispiel von der «Rettung der Bratwurst» sollte nicht darüber hinweg täuschen, daß es hier um sehr viel mehr geht: Nach aller Erfahrung wird jede physikalische Entdeckung oder Entwicklung auch militärisch genutzt. Die Seite, die ihre Trup-pen auf dem Mars mit Überlichtgeschwindigkeit informieren kann, ist der anderen, die die heutige Technik verwendet, überlegen. Der Über-Einstein, der eine Methode der Informationsübertragung mit Überlichtgeschwindigkeit erfindet, erlangt also nicht nur den wis-senschaftlichen Ruhm des Nobelpreises und (wenn er sie gut paten-tiert hat) auch sehr viel Geld, sondern auch noch das patriotische

Verdienst, den eigenen Truppen zum Siege verholfen zu haben. Diese Überlegung verdeutlicht den Druck, der hinter der Suche nach der Überlichtgeschwindigkeit steht. Bisher ist es noch niemandem gelungen.

3.1.3 Genanalyse und Hochpotenz-Homöopathie

Eine ähnliche Unmöglichkeitsaussage ergibt sich aus der Atomlehre. Heute ist es möglich, eine Genanalyse von Kaspar Hauser (1812–1833) zur Klärung der Verwandtschaftsverhältnisse aus den Blutflecken in seiner Kleidung durchzuführen.[1] Das wäre vor fünfzig Jahren noch als unmöglich bezeichnet worden. Warum hindert mich das nicht, die Wirksamkeit von Hochpotenzen wie D30 für unmöglich zu halten? Weil die Atomlehre gegen D30 spricht, nicht gegen die Genanalyse. Die Genanalyse untersucht Atome und Moleküle, liegt also innerhalb der Avogadro-Grenze; die Hochpotenz-Homöopathika liegen jenseits dieser Grenze.

3.2 Existenz und Erklärung eines Phänomens

Grundlegend für diese Argumentation ist meine Unterscheidung zwischen der *Existenz* eines Phänomens und seiner *Erklärung durch einen Mechanismus*. Ich erläutere diesen Unterschied an einigen Beispielen:

Dieses Buch spricht auch von Paraphänomenen. Was ist ein Paraphänomen? Eine naheliegende Antwort wäre: Es handelt sich um ein Phänomen, das wir nicht erklären können. Untersuchen wir also genauer, was wir meinen, wenn wir «erklären» sagen. Wir «erklären» eine Uhr anhand des Pendels, der Zahnräder und der Zeiger. Auch andere Geräte oder Mechanismen können wir auf diese Weise erklären, den Hausschlüssel, einen Nußknacker, ein Fahrrad usw.

Betrachten wir aber unsere Umgebung genauer, so kommen wir mit diesem Verfahren sehr schnell an ein Ende. Wie erklären wir, daß wir sehen, essen, schmecken, ein Buch lesen und diskutieren können? Ein «Erklären des Mechanismus» nach allgemeinem Verständnis – wie bei der Uhr – ist hier nicht möglich, und selbst hochspezialisierte Wissenschaftler verstehen diese Vorgänge nur zum Teil. Von einer Erklärungsmöglichkeit der Vorgänge, die sich im Gehirn beim Lesen eines Buches vollziehen, sind wir noch sehr weit entfernt.

Statt dessen begnügen wir uns mit dem Vertrauen auf das Kausalprinzip: Wenn A, dann B: Wenn ich etwas esse, werde ich satt; wenn ich die Lampe einschalte, kann ich etwas sehen. Bereits aus der antiken Literatur und aus der Bibel ist das Phänomen des Alkoholrausches bekannt. Die Existenz des Phänomens «Wenn Alkohol, dann Trunkenheit» steht außer jedem Zweifel. Seine Erklärung durch einen chemisch-biologisch-psychologischen Mechanismus ist selbst bis heute nicht vollständig gelungen. Hier ist also ein Verstehen des Mechanismus (noch) nicht möglich.

Ergebnis dieser Überlegung ist, daß wir uns in den meisten Fällen unseres Lebens und in unserer Umgebung damit zufrieden geben (müssen), daß wir nur die Existenz eines Phänomens feststellen, seinen inneren Mechanismus jedoch nicht erklären können. Für die Untersuchung der Paraphänomene ergibt sich daraus:

Aus dem Umstand, daß ich ein Phänomen nicht erklären kann, schließe ich nicht, daß es nicht existiert, sondern nur, daß seine Existenz geprüft werden sollte, um dem Fortschritt der Wissenschaft zu dienen. Einige eher dogmatisch eingestellte Skeptiker wollen z. B. die Homöopathie nur anerkennen, wenn diese einen Mechanismus für ihre Wirkung benennt. Ich erwarte nur den Existenznachweis. Ich bin bereit, die Existenz aller Paraphänomene bei entsprechendem Nachweis anzuerkennen, auch wenn (noch) kein Mechanismus zu ihrer Erklärung bekannt ist. Die Klärung des Mechanismus tritt hinter die Frage nach der Existenz zurück und mag in späterer Zeit erfolgen.

Beispiele: Galileis Entdeckung der Jupitermonde und ihrer Bewegung um den Jupiter im Jahre 1610 war ein starkes Argument gegen das damals noch gelehrte geozentrische System. Die Erklärung des Mechanismus, nämlich der Gravitation, erfolgte erst nach Galileis Tod durch Newton im Jahre 1687.

Wilhelm Conrad Röntgen (1845–1923) entdeckte 1895 die nach ihm benannten Strahlen. Die bloße Existenz dieses Phänomens war so beeindruckend, daß er bereits 1901 den Nobelpreis erhielt. Die Erklärung der Eigenschaften, des Entstehungsmechanismus und der Anwendungsmöglichkeiten der Strahlen erfolgte erst später und führte zu 20 weiteren Nobelpreisen.

3.3 Was ist Wissenschaft?

«Irrtum verläßt uns nie; doch ziehet ein höher Bedürfnis/
Immer den strebenden Geist leise zur Wahrheit hinan.»
(Johann Wolfgang von Goethe[2])

Es wird den Leser vielleicht verwundern, ist aber eine Tatsache, die in Diskussionen immer wieder erkennbar wird: Es gibt keine allgemein anerkannte und akzeptierte Definition des Begriffes Wissenschaft. Daher muß ich zeigen, was ich im folgenden unter Wissenschaft verstehen will: Mein Begriff von Wissenschaft beruht auf Karl Poppers Werk «Objektive Erkenntnis, ein evolutionärer Entwurf».[3]

Nach Popper verfügen wir nicht über eine absolut wahre Erkenntnis, sondern nur über ein Vermutungswissen. Der Fortschritt der Wissenschaft besteht darin, dieses Vermutungswissen immer wieder an der Erfahrung zu prüfen und es auf diesem Wege zu verbessern. Kurz: Wir irren uns empor! Popper faßt seine Definition der Wissenschaft in einem Satz zusammen:[4]

> Die Methode der Wissenschaft ist die Methode der kühnen Vermutungen und der erfinderischen und ernsthaften Versuche, sie zu widerlegen.

Hier kommt es auf das Wort «vermuten» an. Dies ist ein feststehender Begriff aus der Wissenschaftstheorie nach Popper. Popper, der seine Bücher in englischer Sprache schrieb, verwendet das lateinisch-englische Wort «conjecture» (lat. coniectura = Mutmaßung, Annahme). «Vermuten» im Popperschen Sinne geht auf die lateinische Wurzel des Wortes zurück, hat also eine andere Bedeutung als in der deutschen Umgangssprache. Das Erkennen dieses Unterschiedes ist entscheidend für das Verständnis dieses Buches.

In der Umgangssprache sage ich: «Ich vermute, daß morgen schönes Wetter ist.» Damit ist gemeint, daß ich es zwar nicht für ganz sicher, aber ziemlich wahrscheinlich halte. Wenn meine Vermutung zutrifft, freue ich mich über die Richtigkeit meiner Voraussage und über das schöne Wetter. Trifft die Voraussage nicht zu, indem es – im Gegensatz zu meiner Vermutung – regnet, muß ich eingestehen, daß ich mich geirrt habe und habe darüber hinaus den Nachteil, naß zu werden.

Ganz anders liegt die Bedeutung des Wortes «vermuten» im Sinne der Popperschen Wissenschaftstheorie. Die Aussage über das Vermutungswissen wird aufgestellt mit dem absichtlich eingegangenen Risiko, widerlegt zu werden. Durch die Widerlegung entsteht der Fortschritt der Wissenschaft. Für «conjecture» gibt es kein deutsches Wort in Poppers Sinn, weil der Vorgang, für die Widerlegung einer *Vermutung* (Voraussage, Erwartung, Theorie) belohnt zu werden, im Alltagsleben nicht vorkommt.

Um die folgenden Wörter vom Alltagssprachgebrauch abzugrenzen, habe ich sie durch Kursivbuchstaben hervorgehoben: Die Wörter *Vermutung, Bewährung* und *Test* sind stets im Sinne der Popperschen Wissenschaftstheorie gemeint. Sie sind keine besserwisserische dogmatische Behauptung, sondern verweisen auf den Wunsch nach Wissenschaftsfortschritt durch die Widerlegung der gegenwärtigen wissenschaftlichen Aussagen.

3.3.1 Fortschritt durch Falsifizierung an zwei Beispielen

Wie kann man nun konkret zum Fortschritt der Wissenschaft gelangen? Man stellt im Bereich des vorhandenen Wissens Sätze auf, die – wie Popper sagt, «an der Erfahrung scheitern können». Dieses Scheitern (Widerlegen) nennt man Falsifizierung (lat. falsus = falsch).

> «Nicht auf die Entdeckung absolut sicherer Theorien geht die Bemühung des Wissenschaftlers hinaus, sondern auf die Entdeckung oder, vielleicht besser, Erfindung von immer besseren Theorien . . ., die immer strengeren Prüfungen unterworfen werden können. . . . Das heißt aber, die Theorien müssen falsifizierbar sein: Durch ihre Falsifikation macht die Wissenschaft Fortschritte.»[5]

Ein Beispiel aus dem Sport: Ich *vermute*: «Keine Frau kann die Marathonstrecke schneller als in 2½ Stunden laufen». Diese *Vermutung* ist durch ein einziges Gegenbeispiel zu widerlegen (falsifizieren): Uta Pippig kann es.[6] Diese Falsifizierung meiner *Vermutung* belohnt mich durch eine verbesserte Kenntnis der Leistungsfähigkeit von Frauen.

Ein Beispiel aus der Physik: Im Jahre 1895 kannte man nur zwei Kräfte, die Gravitation und die elektrische Kraft. Daher konnte man *vermuten*: Es gibt nur zwei Kräfte. Hätte jemand behauptet, es gebe Steine, die im Dunkeln Photoplatten schwärzen können, so hätte man ihm nicht geglaubt, denn mit den beiden Kräften läßt sich ein solches Phänomen nicht erklären. Aber im Jahre 1896 zeigte der französische Physiker *Henri Becquerel* (1852–1908), daß es derartige Steine gibt, die Uranerze. Da sie Strahlen aussenden, die Photoplatten schwärzen, heißen sie nach dem lateinischen Wort für Strahlung «radioaktiv».

Damit war die *Vermutung* falsifiziert. Diese Falsifizierung einer Vermutung belohnte zunächst unmittelbar bereits im Jahre 1903 *Henri Becquerel, Pierre Curie* (1859–1906) und *Marie Curie* (1867–1934, weiterer Nobelpreis 1911) mit dem Nobelpreis. Die Untersuchungen führten zur Entdeckung der radioaktiven Elemente Radium und Polonium. Man stellte an diesen Substanzen fest, daß sie Strahlen verschiedener Art aussenden und stets ein wenig wärmer sind als die Umgebung, also scheinbar «aus dem Nichts» Energie produzieren.[7] Die Unvollständigkeit der Physik um 1900 bestand darin, daß sie u. a. folgende Tatsachen nicht kannte: 1. Es gibt einen Atomkern. 2. Der Kern besteht aus Protonen und Neutronen. 3. Im Kern wirken die starke und die schwache Kraft. 4. Materie kann sich in Energie umwandeln.

Die durch viele weitere Nobelpreise belohnte Erforschung dieser Tatsachen eröffnete den gewaltigen Fortschritt der Physik, der in der ersten Hälfte des 20. Jahrhunderts erfolgte. Hiermit konnten nicht nur die Eigenschaften der Uranerze erklärt werden, sondern auch das Leuchten der Sterne. In gleicher Weise möchte dieses Buch ein Wegweiser zum Fortschritt der Wissenschaft sein.

3.4 Naturgesetze und Paraphänomene

3.4.1 Vorläufigkeit unserer Kenntnis
Karl Popper betont die Vorläufigkeit unserer Kenntnis mit den Worten:

> «So ist die empirische Basis der objektiven Wissenschaft nichts ‹Absolutes›; die Wissenschaft baut nicht auf Felsengrund. Es ist eher ein Sumpfland, über dem sich die kühne Konstruktion ihrer Theorien erhebt; sie ist

ein Pfeilerbau, dessen Pfeiler sich von oben her in den Sumpf senken –
aber nicht bis zu einem natürlichen ‹gegebenen› Grund. Denn nicht deshalb hört man auf, die Pfeiler tiefer hineinzutreiben, weil man auf eine
feste Schicht gestoßen ist: Wenn man hofft, daß sie das Gebäude tragen
werden, beschließt man, sich vorläufig mit der Festigkeit der Pfeiler zu
begnügen.»[8]

Wir konzentrieren uns daher hier auf die Frage, ob unser Wissen
von den Eigenschaften der unbelebten Materie in Raum und Zeit
(die Physik) und vom Menschen (in physischer und psychischer
Hinsicht) am Ende des 20. Jahrhunderts schon auf einem so festen
Grund angelangt sind, daß dieser alle Theorien trägt, oder ob wir
zu Beginn des 21. Jahrhunderts einen Sumpf entdecken und die
Pfeiler noch tiefer hineintreiben sollten und könnten – in bezug auf
die Physik oder den Menschen oder auf beide.

3.5 Mein Ketten-Argument und mein psychophysikalischer
   Hauptsatz

Meine Vermutung ist: Die Atomlehre und die Vierkräftelehre sind
richtig und vollständig. Alle Tests sind darauf gerichtet, diese Vermutung zu falsifizieren.

Meine *Tests* sind im Sinne Poppers die «erfinderischen und ernsthaften» Versuche, die Physik zu widerlegen. Hinsichtlich des Erfin-
dens habe ich mich bemüht, bin mir aber bewußt, daß sich mir
noch keineswegs jede Möglichkeit erschlossen hat. Der Leser sei
aufgerufen, seinen Erfindungsreichtum spielen zu lassen und noch
härtere *Tests* der Physik vorzuschlagen.
   Mein Ketten-Argument: Frühere Forscher haben sich zu viel vorgenommen. Sie haben versucht, Paraphänomene vollständig und
unter Einbeziehung des Menschen zu verstehen. Sie sind gescheitert,
weil wir über den Menschen (noch) zu wenig wissen. Ich wähle daher einen anderen Weg: Ich untersuche die Wirkungskette des Paraphänomens. Man sagt, eine Kette sei so stark wie ihr schwächstes
Glied. Dann gilt um so mehr: Eine Kette hält nicht, wenn ein Glied

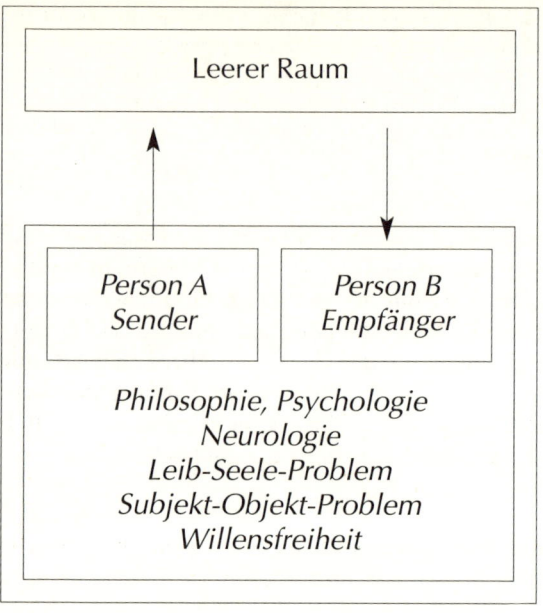

Abb. 2: Wirkungskette der Gedankenübertragung

fehlt, wie stark auch immer die vorhandenen sein mögen. Ich analysiere/reduziere ein Paraphänomen so lange, bis ich ein Glied der Wirkungskette finde, das eine notwendige Bedingung für das Zustandekommen des Paraphänomens bildet, und vollständig im Rahmen der heutigen Physik untersucht werden kann.

3.5.1 Zugriff auf die Parapsychologie

Als Anwendungsbeispiel betrachte ich ein Phänomen der Parapsychologie: die Gedankenübertragung, z.B. in Form der Rhineschen Kartenexperimente (siehe Abschnitt 7.1.2): Eine Versuchsperson betrachtet Karten und «sendet» ihre Gedanken. Eine zweite Versuchsperson versucht, diese Gedanken zu «empfangen». In der Zeichnung stelle ich die menschlichen Eigenschaften mit Kursivschrift dar, die dem Zugriff der Physik ausgesetzten Teile mit gerader Schrift.

Hierauf wende ich das Ketten-Argument an: Ich versuche gar nicht erst zu verstehen, wie die Gedanken der Versuchspersonen zustande kommen; ich frage dies weder auf der Ebene der Neurologie noch der Psychologie, Soziologie oder Philosophie. Ich frage nur, auf welche Weise die Gedanken des Senders zum Empfänger gelangen: Es geschieht durch den leeren Raum zwischen ihnen.

3.5.2 Mein psychophysikalischer Hauptsatz –
Parapsychologie und Vierkräftelehre

Für den leeren Raum betrachtet sich die Physik als zuständig. Wie im Kapitel «Vier Kräfte» gezeigt, beruhen die fünf Sinne des Menschen auf der elektrischen Kraft. Alle Informations- und Energieübertragungen, die ein Mensch willentlich hervorrufen kann, beruhen auf optischen oder akustischen Reizen oder Materietransport – letztlich also der elektrischen Kraft. Im Vergleich gesagt: In der Physik hat die elektrische Kraft ebenso ein Monopol auf weitreichende Wirkungen wie bis vor wenigen Jahren die Bundespost das Telefonmonopol hatte. Die Existenz elektrischer Kräfte im leeren Raum ist mithin eine notwendige Bedingung für die Gedankenübertragung. Der Mensch sendet beim Denken praktisch keine elektrischen Signale aus, kann also allein durch Denken keine Wirkungen außerhalb des eigenen Körpers hervorrufen.

Diese Beschränkung auf die physikalischen Kräfte gilt nicht nur für die Aussendung von Signalen, sondern auch für deren Empfang. Schmecken, Riechen, Fühlen und Hören beruhen auf Materiebewegung und deren Verarbeitung durch die elektrische Kraft. Das Sehen verarbeitet elektromagnetische Wellen. Das Gleichgewichtsorgan nimmt die Gravitation wahr und ermöglicht so unsere Orientierung nach «oben» und «unten». Daraus ergibt sich mein psychophysikalischer Hauptsatz, der als *Vermutung* zu verstehen ist:

> Kein Mensch kann allein durch Denken (mental) Wirkungen außerhalb des eigenen Körpers hervorbringen oder Informationen aus der Umwelt aufnehmen.

Demnach stehen die später zu behandelnden parapsychologischen Phänomene wie Gedankenlesen und -beeinflussung, mentale Beeinflussung des Wachstums von Lebewesen, mentale Beeinflussung des radioaktiven Zerfalls, Psychokinese usw. im Gegensatz zur heute bekannten Physik. Meine falsifizierbare *Vermutung* ist also, die Gedankenübertragung funktioniere nicht, weil sie der Vierkräfte-lehre widerspricht, d. h. weil die heutige Physik keine Kraft kennt, mit der das Gehirn des Senders Informationen in die Außenwelt tragen könnte.

Im täglichen Leben erwarten wir, daß die auf der elektrischen Kraft beruhenden Phänomene eingesetzt werden. Jeder Besucher eines Liederabends erwartet, daß der Sänger nicht nur seine Gedan-kenkraft wirken läßt, sondern daß er singt. Erst hierdurch bewirkt er beim Hörer (mittels der letztlich auf elektrische Kräfte zurück-gehenden Schallübertragung) den ersehnten Musikgenuß. Wer seine Umgebung beeinflussen will, muß sprechen, singen, Bücher ver-fassen, Noten schreiben, Bilder malen usw. – wer seine Gedanken im eigenen Kopf behält, kann nicht kommunizieren, Einfluß nehmen auf seine Umwelt.

Der weit verbreitete Satz «Gedanken sind Kräfte» bezieht sich korrekt auf die Vorgänge im eigenen Kopf. Es gibt Menschen, z. B. Martin Luther, Georg Lichtenberg, Heinrich Heine, Stephen Haw-king, die trotz schwerer Krankheiten Großes geleistet haben. Daher kann man sagen, ihr Geist habe über den Körper gesiegt. Das ist aber nur eine Beeinflussung des eigenen Körpers. Hätte Paulus die Gemeinden mental beeinflussen können, hätte er nicht so weite Missionsreisen zu unternehmen brauchen. Johann Wolfgang von Goethe hat Buchstaben auf Papier, Ludwig van Beethoven Noten aufs Papier gesetzt. Die, die erklärtermaßen die Welt verändern wollten und verändert haben – wie Paulus, Karl Marx und Sigmund Freud –, haben gesprochen und geschrieben.

Mein psychophysikalischer Hauptsatz bezieht sich nur auf das, wofür die Physik nach ihrem Selbstverständnis allein zuständig ist, nämlich unbelebte Materie und den leeren Raum *außerhalb* des Menschen. Ich sage nichts über die Vorgänge *im* Menschen, wie Gefühle, Liebe, Kunst, Musik, Meditationserfahrungen. Alle Ein-wände, die sich auf diese Gebiete stützen, betreffen mich nicht.

Wirkungen über eine Apparatur: Wird ein Mensch an eine EKG-Apparatur angeschlossen, kann er durch autogenes Training seine Herztätigkeit ändern und so Signale an die Außenwelt übermitteln. So ist die «mentale Wirkung» nicht gemeint, weshalb ich «*allein durch Denken*» formuliert habe. Das gleiche gilt für ein EEG. In beiden Fällen fließen elektrische Ströme nur innerhalb des menschlichen Körpers. Zu ihrer Messung müssen die Elektroden der EKG-bzw. EEG-Apparatur berührend auf die Körperoberfläche aufgesetzt und mit dieser über eine kontaktgebende Flüssigkeit elektrisch leitend verbunden werden. Haben die Elektroden von der Körperoberfläche auch nur einen Abstand von einem Zehntel Millimeter oder ist die Flüssigkeit eingetrocknet, kann die Apparatur keine Signale mehr aufnehmen. Damit wird deutlich, daß die Herz- bzw. Gehirnaktivität selbst keine Signale in den Außenraum des Körpers sendet. Es gibt neuerdings Geräte, die gelähmten Patienten ermöglichen, durch «Gedankenkraft» ihre Umgebung zu beeinflussen, z. B. das Licht auszuschalten oder auf einem Computer Nachrichten zu formulieren. Hierzu müssen aber Elektroden am Kopf befestigt bzw. in das Gehirn implantiert werden.

3.6 Falschheit als Unvollständigkeit

Zu welchem Ergebnis können die *Tests*, also die Falsifizierungsversuche führen? Wenn ich die Meßergebnisse voraussehen könnte, brauchten die *Tests* nicht durchgeführt zu werden. Ich kann nur den Rahmen der Diskussion abstecken. Nach meiner Diskussionserfahrung sind drei Positionen möglich:

A: *Das Phänomen X widerspricht der Physik. Die Physik ist richtig, also kann das Phänomen X nicht existieren.* Diese Position ist dogmatisch, daher werde ich sie als Anhänger der Popperschen Wissenschaftstheorie nicht vertreten.

B: *Das Phänomen X widerspricht der Physik, also ist die Physik (oder eines ihrer Teilgebiete) falsch. Die Alternative ist durch Versuche zu entscheiden.* Diese Position ist nicht dogmatisch; sie führt jedoch erfahrungsgemäß zu endlosen, fruchtlosen Debatten über die Verteilung der Beweislast. Das liegt daran, daß die Nichtphysiker die Tragweite ihrer Behauptungen gar nicht erkennen, während der Physiker nicht beweisen kann, daß etwas nicht existiert und auch zukünftige Entwicklungen nicht voraussehen kann.

C: *Wenn das Phänomen X existiert, ist die Physik unvollständig, weil sie dieses Phänomen nicht kennt.* Ich vertrete ausschließlich diese Position, weil sie nicht dogmatisch und leicht nachvollziehbar ist. Auch der Nichtphysiker kann durch einen Blick in ein modernes Lehrbuch oder das Lexikon der Physik[9] feststellen, daß z. B. die Begriffe Erdstrahlen, Orgon, kosmische Energie, Chi, Feinstoff, Schütteln, Energetisieren usw. in diesen Werken nicht vorkommen, also der heutigen Physik unbekannt sind. Damit erweist das Phänomen X die Physik als unvollständig.

Wer das Argument B vertritt, müßte wissen, was die Physik *ausschließt* und die Zukunft kennen. Wer das Argument C vertritt, braucht nur zu wissen, was die Physik in der Gegenwart *einschließt*. Ich fasse zusammen:

Eine Parawissenschaft ist die Lehre von Phänomenen, die die heutige Physik nicht kennt.

Ich betrachte die Physik als unvollständig, wenn die Existenz eines Paraphänomens nachgewiesen wird. Das bedeutet, daß die Vervollständigung, also die Schließung der Wissenslücke, nobelpreiswürdig wäre.

3.6.1 Folgen der *Test*-Ergebnisse

Zunächst hat die Prüfung der *Existenz* des Phänomens zu erfolgen. Dieser Existenzprüfung dienen die *Tests*, die in diesem Buch vorgeschlagen werden. Für den Ausgang dieser *Tests* gibt es zwei Möglichkeiten:

Entweder ergibt der *Test*, daß das Phänomen gar nicht existiert, seine Existenzbehauptung also falsch war. Dann ist die Physik im vorliegenden Fall *bewährt* und das Thema abgeschlossen.

Oder der *Test* ergibt, daß das Paraphänomen existiert, dann ist die Physik *an der Erfahrung gescheitert* und als unvollständig erwiesen. Also muß die Physik geändert bzw. erweitert werden. Erst danach wird nach einem Erklärungsmechanismus des Phänomens gesucht.

Der Existenznachweis eines Paraphänomens zeigt, daß die bestehende Lehre geändert werden muß.

Die Aufklärung des Mechanismus des Paraphänomens zeigt, wie die bestehende Lehre geändert werden muß.

3.6.2 Was bedeutet Immunisierung?

Die Möglichkeit, eine Theorie so an der Erfahrung zu prüfen, daß sie an der Erfahrung scheitern kann, also falsifiziert wird, ist keineswegs selbstverständlich. Vielmehr können Theorien auch so formuliert werden, daß man empirische Widerlegungen stets vermeiden kann. Eine solche Theorie nennt Popper mit einem von Hans Albert übernommenen Ausdruck «immunisiert».[10] Solche gegen Kritik immunisierte Theorien sind nicht wissenschaftlich. Wir werden dieser Frage im Zusammenhang mit Paraphänomenen wieder begegnen. Somit fasse ich meinen Begriff von Wissenschaft zusammen:

> Wissenschaft besteht aus Vermutungsaussagen, die so formuliert sein müssen, daß sie an der Erfahrung scheitern können. Solange eine Aussage nicht gescheitert (falsifiziert) ist, heißt sie «bewährt». Die Gesamtheit der bewährten Aussagen ist der Kenntnisstand der Wissenschaft zu einem bestimmten Zeitpunkt. Aufgabe des Wissenschaftlers ist, diesen Kenntnisstand durch immer wieder erneuerte Falsifizierungsversuche (Tests) fortzuentwickeln.

Die Frage bleibt, ob die Physik falsch ist. Sie ist als falsch nachgewiesen, wenn ein einziges Gegenbeispiel zu einer ihrer Aussagen gefunden worden ist. Dieses Falsifizieren gelingt allerdings nur dann, wenn es – wie im Fall der Marathonläufer – nur eine einzige Alternative gibt. Andernfalls (z. B. bei Erdstrahlen oder medizinischen Maßnahmen) müssen statistische Verfahren hinzugezogen werden.

3.6.3 Was ist ein Binnenkonsens?

In Deutschland werden die Taxis in ziemlich kurzen zeitlichen Abständen vom Technischen Überwachungsverein (TÜV) auf ihre technische Sicherheit geprüft; ebenso müssen sich die Fahrer einer Tauglichkeitsprüfung unterziehen. Der von den Fahrern und Taxiunternehmern unabhängige TÜV prüft so im Interesse der allgemeinen Verkehrssicherheit und der Fahrgäste.

Man könnte sich aber auch vorstellen, daß alle 100 am Bahnhof Zoo stehenden Taxifahrer sich zusammenschließen und einstimmig feststellen: «Unsere Karren sind in Ordnung und kieken könn wa ooch.» Hier wird also eine Feststellung innerhalb (binnen) einer Gruppe ohne Mitwirkung einer neutralen staatlichen Instanz getroffen. Eine solche Feststellung bezeichnet man als Binnenkonsens.

Binnenkonsens ist in der menschlichen Gesellschaft in bezug auf Werturteile durchaus üblich und sozial stabilisierend. Das ist aber etwas anderes als ein Binnenkonsens über Tatsachenaussagen mit Anspruch gegenüber gemeinschaftsfremden Personen. Die Möglichkeit der «besonderen Therapierichtungen» (siehe Abschnitt 6.3.1), einerseits die Bewertung ihrer Präparate im Binnenkonsens durchzuführen, andererseits aber die Präparate über die Solidargemeinschaft einer Krankenkasse bezahlen zu lassen, ist so, als ob der Papst die Befugnis hätte, bei Protestanten Kirchensteuer einzuziehen.

3.6.4 Die Stellung zu meinen Gegnern

Bezüglich der Paraphänomene bin ich im Unterschied zu meinen Gegnern der Ansicht, daß zunächst ihre Existenz nachgewiesen werden muß. Erst *danach* kann die Frage nach Falschheit oder Unvollkommenheit der Physik angemessen diskutiert werden; vorher ist sie reine Spekulation. Wenn die Existenz eines Paraphänomens nachgewiesen wird, ist die heutige Physik an der Erfahrung gescheitert.

3.7 Zuständigkeits- und Perfektionsanspruch der Physik

Seit 1687, dem Erscheinungsjahr von Newtons «Principia», erhebt die Physik den Anspruch, alle Eigenschaften der unbelebten Materie in Raum und Zeit vollständig erklären zu können. Dieser Anspruch ist universal; er umfaßt die Erde und den (im astronomischen Sinne verstandenen) Himmel. Dies bedeutete die Abkehr von der aristotelischen Vorstellung unterschiedlicher Gesetze für irdische und himmlische Dinge. Die Physik erhebt hier einen Alleinerklärungsanspruch. Im Fall, daß keine Materie vorhanden ist, untersuchen wir den leeren Raum. Somit definiere ich:

> Die Physik betrachtet sich als allein zuständig für die Erklärung der Eigenschaften der unbelebten Materie und des leeren Raumes.

Allein: Für die Erklärung der Eigenschaften der unbelebten Materie in Raum und Zeit sind «außerphysikalische» Ursachen nicht erforderlich.

Das Lehrgebäude der Physik besteht aus Sätzen mit einem absoluten Perfektionsanspruch: Es darf nicht den geringsten inneren oder äußeren Widerspruch geben. Ein innerer Widerspruch ist einer zwischen verschiedenen Aussagen der Physik. Beispielsweise bestand um 1900 ein Widerspruch zwischen zwei Formeln, die die Strahlung eines glühenden Körpers beschreiben. Dies war ein Grund für Max Planck,[11] die Vereinigung dieser beiden Formeln zu suchen. Es gelang ihm, eine eigene, neue Formel zu finden, die die beiden anderen Formeln als Spezialfälle in sich enthält. Hiermit legte er den Grundstein zur Quantentheorie, die zur dominierenden Theorie des 20. Jahrhunderts wurde.

Ein äußerer Widerspruch ist einer zwischen einem Satz der Physik und der Erfahrung. Absolut bedeutet, daß auch nicht die geringste Ausnahme zugelassen wird. Es spielt keine Rolle, ob diese Ausnahme irgendeine wirtschaftlich-technische Bedeutung besitzt. Winzigste Abweichungen von den bekannten Naturgesetzen leiten sofort dazu, sie entweder auf bisher unbekannte Zusatzgrößen zurückzuführen oder aber das Naturgesetz zu ändern.

Für die Physik sind die Naturgesetze ein untrennbares Ganzes. Das wird an Gegenbeispielen deutlich: Verzichtet man im Rechtswesen auf das deutsche Abstraktionsprinzip (Trennung von Verfügungs- und Verpflichtungsgeschäft), dann läßt sich immer noch ein gut funktionierendes Rechtssystem wie in England und Frankreich errichten. Wenn man im Englischen die Umschreibung mit «to do» abschafft, bleibt Englisch immer noch die internationale Wissenschaftssprache. Jura und Sprache sind historisch und sozial gewachsen. Physik ist auch historisch gewachsen, nun aber zu einem zusammenhängenden System von Aussagen herangereift, dessen Hauptforderung die Widerspruchsfreiheit ist.

Dem Nichtphysiker mag die Forderung, daß auch der geringste Widerspruch zwischen der physikalischen Lehre und den Beobachtungen nicht toleriert werden darf, fremd erscheinen. Im Alltagsleben müssen wir ständig Kompromisse schließen. Das ist etwas anderes als das wissenschaftlich orientierte Verhalten des Physikers. Ein Physiker, der sich im sozialen Leben so verhielte, wie er es als Wissenschaftler tun muß, wäre gesellschaftlich inakzeptabel.

3.8 Gedanklicher Rahmen für die Anwendung physikalischer Aussagen

3.8.1 Freie Prüfbarkeit

Unabdingbare Voraussetzung der heutigen Wissenschaft ist, daß ihre Lehren jederzeit und von jedermann überprüft werden können. Galileo Galilei fordert in seinem Buch «Der Sternenbote» ausdrücklich zum Prüfen seiner Ergebnisse auf. Seitdem ist Grundsatz aller wissenschaftlichen Forschung:

> Die Ergebnisse müssen reproduzierbar und kommunizierbar, die aus ihnen abgeleiteten Theorien falsifizierbar sein.

3.8.2 Unabhängigkeit der Natur vom Menschen

Es kommt nicht nur auf physikalische Aussagen im einzelnen an, sondern auch auf eine Annahme, die den heutigen Wissenschaftlern als selbstverständlich erscheint: Wir nehmen an, daß die Natur unabhängig vom Menschen besteht und auch schon lange vor dem Auftreten des Menschen existiert hat. Wir treten ihr als Forscher gegenüber, nicht als Erschaffer. Daraus folgt, daß allgemeine Naturgesetze nicht von menschlichen Konventionen abhängen können. In der gesamten heutigen Wissenschaft gilt als selbstverständliche Voraussetzung: Ein allgemeines Gesetz kann nicht von einer speziell angenommenen Konvention abhängen. Anders ausgedrückt: Kein Mensch kann durch eine willkürlich getroffene Vereinbarung ein allgemeines Naturgesetz ändern. Die gegenteilige Annahme wäre eine Allmachtsphantasie.

Beispiel: Das Gradnetz der Erde. Die Pole der Erde und der Äquator sind durch die Erdrotation vorgegeben. Somit folgt die Einteilung in Breitengrade einer Eigenschaft der Natur. Für die Längengrade gibt es jedoch keine natürliche Einteilung. Daher ist die Festlegung des Nullmeridians durch die Sternwarte von Greenwich eine rein willkürliche Wahl, die allein durch die Seeherrschaft der Engländer und die Genauigkeit ihrer damaligen Meßtechnik begründet wurde. Es handelt sich also um eine rein historisch/militärisch/ökonomisch zweckmäßige Vereinbarung, die keinerlei geographische Begründung hat. Die Einteilung des Äquators in 360 Grad (180 Grad nach Westen, 180 Grad nach Osten) ist ebenfalls willkürlich. Man hätte (bei anderer politischer/militärischer/historischer Lage) für den Nullpunkt der Längenzählung auch den Petersdom in Rom oder den Roten Platz in Moskau wählen und den Kreis in 400 Neugrad einteilen können, so daß der Rechte Winkel 100 Neugrad beträgt. Wenn man sich einmal darauf geeinigt hat, funktioniert die Seefahrt genausogut wie mit Greenwich und 360 Grad.

Ein zweites Beispiel ist die Wahl des Zeitnullpunktes. Vom Standpunkt der heutigen Physik ist es völlig gleichgültig, welcher Tag als Ausgangspunkt der Zeitrechnung gewählt wird. Es war daher zur Jahrtausendwende keineswegs mit irgendwelchen Naturkatastrophen zu rechnen, da nicht anzunehmen ist, daß sich die Natur nach dem Gregorianischen Kalender richtet.

Eine derartige Haltung gegenüber der Natur ist nicht selbstverständlich, wohl aber charakteristisch für die Naturwissenschaft der Neuzeit, also etwa seit Galilei/Newton. Wir werden dieser Frage im Zusammenhang mit der Esoterik wieder begegnen.

3.9 Mensch und Kosmos – Zeitqualität und Astrologie

3.9.1 Mensch und Kosmos

Sonne. Unser gesamtes Leben auf der Erde wird von der Sonne beherrscht. Daher richtet sich das Leben der Menschen nach der Sonnenzeit, nicht nach der Sternzeit. Maulwürfe brauchen zwar die Sonne nicht, könnten sich aber wegen der wechselnden Temperatur in der Nähe der Erdoberfläche und ihrer an der Erdoberfläche lebenden Feinde auch auf die Tageszeit eingestellt haben. Tiefseefische nehmen die Wirkung der Sonne überhaupt nicht wahr. Ob sie auch einen Schlaf-Wach-Rhythmus haben, der in irgendeiner Weise mit der Erddrehung synchronisiert ist, scheint mir eine interessante Frage an die Biologie.

Mond. Es ist naheliegend, daß Tiere, die in der Gezeitenzone des Meeres leben, sich nach den Gezeiten und daher mittelbar nach dem Mond eingerichtet haben. Vielfach wird auch behauptet, menschliche Vorgänge, wie z. B. die Geburtenhäufigkeit würden sich nach den Mondphasen richten. Nach Untersuchungen von Edgar Wunder[12] konnte das jedoch nicht bestätigt werden. Es wird auch berichtet, daß die Wahrscheinlichkeit für Komplikationen nach chirurgischen Operationen von den Mondphasen abhängt. Nach Untersuchungen an 14 790 Patienten in Graz hat[13] sich das nicht bestätigt.

Immerhin *sehen* wir den Mond; die Helligkeiten von Vollmond- und Neumondnächten unterscheiden sich ganz gewaltig, dies könnte für die frühen Menschen eine Rolle bei Beutefang, Partnersuche usw. gespielt haben. Insofern wäre es durchaus verständlich, wenn die Evolution uns einen lunaren Rhythmus eingepflanzt hätte. Unter dem Titel «Die Biologie des Mondes» haben Klaus-Peter Endres und Wolfgang Schad (Witten-Herdecke) eine umfangreiche kommentierte Bibliographie vorgelegt, die nicht weniger als 1100 Untersuchungen zur Frage von Zusammenhängen zwischen dem Verhalten von Lebewesen und verschiedenen Rhythmen des Mondes enthält. Die Akzeptanz des Werkes und seine Prüfung an der Erfahrung bleiben abzuwarten.[14] Ein Zusammenhang zwischen menschlichen Aktivitäten und dem Mond würde keine Zeitqualität oder Astrologie beweisen, sondern wäre noch als Lunarbiologie zu bezeichnen.

Planeten. Ganz anders steht es mit den Planeten: Ihre Gravitationswirkung ist für einen irdischen Einfluss zu gering. Ihr Licht hat keine lebensbeeinflussende Funktion wie die oben genannte Mondhelligkeit. Auf die Wildschweinjagd geht man gerne bei Mondschein, nicht bei Jupiterschein.

Sternbilder und Tierkreissternbilder. Die Fixsterne des Himmels sind unregelmäßig verteilt; einzelne besonders helle Sterne lassen sich zu Gruppen zusammenfassen, in denen man mit viel Phantasie Figuren wie den Jäger Orion mit seinem Hund, einen großen Bären, eine Krone oder einen Adler sehen kann. Diese Zusammenfassung ist rein willkürlich und hängt vom soziokulturellen Umfeld des Betrachters ab. Daher hat jede Kultur eigene derartige Bilder gesehen. Um zu einer wissenschaftlichen Ordnung zu gelangen, hat im Jahre 1928 die Internationale Astronomische Union (IAU) 88 Sternbilder definiert und deren Grenzen entlang Koordinaten festgelegt, die den Längen- und Breitengraden auf der Erde entsprechen. Diese Sternbilder haben unterschiedliche Größe.

Von diesen 88 Sternbildern liegen 13 auf der Ekliptik, der scheinbaren Sonnenbahn. Diese 13 sind die bekannten Tierkreissternbilder Steinbock, Wassermann, Fische … sowie der Schlangenträger (Ophiochus). Entsprechend ihrer unterschiedlichen Größe nehmen diese Tierkreissternbilder auf der Ekliptik unterschiedliche Abschnitte in Anspruch. Im Begriffssystem der Astronomie sind die Tierkreissternbilder ebenso wie die übrigen Sternbilder Figuren, die lediglich im Interesse einer schnellen Orientierung am Himmel vereinbart und entsprechend der historischen Entwicklung mit Namen belegt wurden.

Die von Europa aus sichtbaren Sternbilder tragen Namen, die der griechisch-römisch-arabischen Tradition entstammen. Dagegen werden die Sternbilder der südlichen Halbkugel nach der Erfahrungswelt der Seefahrer benannt (Carina = Schiffskiel, Puppis = Hinterdeck, Vela = Segel, usw.), die den historischen Stand der Technik widerspiegeln. Ein Physiker würde nicht annehmen, daß die südlichen Sternbilder andere Qualitäten als die nördlichen haben.

Tierkreiszeichen. Im Gegensatz dazu wird in der Astrologie die Ekliptik in 12 gleich große Teile eingeteilt, die als Tierkreiszeichen bezeichnet werden. Diese Einteilung in 12 gleich große Teile ist rein willkürlich und in keiner Weise durch die Natur vorgegeben. Man hätte auch eine Einteilung in 10, 16 oder 20 Teile wählen können. Ebenso gut könnte man auch eine Einteilung in 13 Teile rechtfertigen, etwa mit dem Argument, diese Primzahl entspreche der Vollkommenheit des Kosmos, unteilbar zu sein.

Während Planeten immerhin real vorhandene Himmelskörper sind, sind Sternbilder rein fiktive, historisch-sozial bedingte Konstrukte. Wie in Abschnitt 3.8.2 beschrieben, kann eine auf Konvention beruhende Vereinbarung keine physikalische Wirkung haben. Daher kann weder ein Sternbild noch ein Tierkreiszeichen eine Wirkung haben.

Somit ergibt sich folgende Reihenfolge: Die Wirkung der Sonne auf die irdischen Vorgänge ist selbstverständlich. Eine geringe Wirkung des Mondes erscheint im Rahmen der Physik immerhin möglich. Eine Wirkung der Planeten ist nach dem bisherigen Kenntnisstand der Physik ausgeschlossen. Eine Wirkung der Tierkreiszeichen ist nicht nur nach den Kenntnissen der Physik ausgeschlossen, sondern auch nach dem gesamten Stand der Wissenschaft seit Galilei.

Meine Zweifel an einer Wirkung der Tierkreiszeichen haben zwei voneinander unabhängige Wurzeln: a) Die Ablehnung nach der Vierkräftelehre, weil keine bekannte Kraft über eine so große Entfernung wirken kann, b) weil Tierkreiszeichen im physikalischen Sinne überhaupt nicht existieren, sondern nur soziokulturell beeinflußte Konventionen sind.

3.9.2 Zeitqualität

Einige Astrologen und Anthroposophen lehren, daß in der Tat die Planeten nicht mittels Kräften auf das irdische Leben wirkten; sie seien vielmehr nur Anzeiger eines «kosmischen Stromes» oder «kosmischen Rhythmus», der das gesamte Weltall und somit auch das irdische Leben beeinflusse. Daher komme der Zeit selbst eine Qualität zu, so daß unterschiedliche absolute Zeitpunkte für die Geburt eines Menschen, die Herstellung von Arzneimitteln oder die Aussaat in der Landwirtschaft unterschiedlich günstig seien.

Relative und absolute Zeiten in der Physik. Im Gegensatz dazu lehrt die Physik, daß es nur relative, keine absoluten Zeiten gibt. Die Fallversuche seit Galilei haben noch nie ergeben, daß Kugeln zu bestimmten Zeiten schneller fallen als zu anderen. Seit Galilei nehmen wir an, daß die Strecke, die ein Stein fällt, nur von dem Zeitintervall seit dem Loslassen des Steines abhängt, nicht vom absoluten Zeitpunkt. Diese Aussage nennt man in der Fachsprache Galilei-Invarianz. In den Keplerschen Gesetzen, den Maxwellschen Gleichungen und der Schrödinger-Gleichung der Quantentheorie kommt die Zeit nur als Differenz zweier Zeitpunkte, niemals als absolute Zeit vor.

Das Theorem von Emmy Noether. Die Aussage der Gleichwertigkeit von Zeitintervallen ist keine beiläufige Nebenbemerkung; sie ist eine Kernaussage der Physik. Die Argumentation hierfür lautet folgendermaßen:

Angenommen, die Gesetze der Physik seien am Tage so, daß man einen Stein mit geringerem Arbeitsaufwand heben könnte als nachts. Dann hebt man ihn am Tage auf einen Berg und läßt ihn nachts herunterfallen. Da er nachts mehr Arbeitsaufwand beim Heben erfordert, liefert er nachts auch mehr Arbeit beim Herunterfallen. Also kann man den Stein am Tage mit geringem Arbeitsaufwand heben und läßt ihn nachts herunterfallen, wobei er mehr Arbeit abgibt als er am Tage zum Herauftragen gebraucht hat. Die Differenz der Arbeiten zu den verschiedenen Zeiten wird der Maschine entnommen, die auf diese Weise Arbeit herausgibt, ohne daß Arbeit zugeführt werden müßte. Das ist ein Perpetuum mobile, verstößt also gegen den Satz von der Erhaltung der Energie.[15]

Diese Darlegung ist die vereinfachte Fassung eines grundlegenden Satzes der Physik, daß nämlich zu jedem Erhaltungssatz eine Invarianzaussage (hier: Invarianz der Naturgesetze gegen Änderung des Zeitpunktes) gehört. Dies hat Emmy Noether (1882–1935) im Jahre 1918 mit dem nach ihr benannten Theorem gezeigt.[16, 17] Dieses Theorem ist ein Fundament der Physik; seine Qualität ist gleich der der beiden anderen Sätze, der Atomlehre und der Vierkräftelehre. Die heutige Physik geht von einer Nicht-Qualität der Zeit so selbstverständlich aus, daß diese Frage in den meisten Lehrbüchern gar nicht erörtert wird.

3.10 Statistik

Ich lege Wert darauf, daß die Auswertung der von mir angeregten Experimente einfach und leicht durchschaubar sein soll und schlage daher *Tests* vor, deren Auswertung mit nur einer einzigen Formel übersichtlich durchführbar ist.

Alle später angegebenen *Tests* laufen nach folgendem Muster ab: Angenommen, ein Hellseher behauptet, voraussagen zu können, welche Karte ich aus einem gemischten Spiel von 32 Karten, das mir verdeckt dargeboten wird, ziehen werde. Wenn die Behauptung lautet, er werde nur sagen können, ob die Karte rot oder schwarz ist, beträgt die Wahrscheinlichkeit (englisch probability) p, das richtige Ergebnis durch Raten zu finden, $p = 1/2$. Wenn er behauptet, die Farbe (Kreuz, Pik, Herz, Karo) voraussagen zu können, ist die Wahrscheinlichkeit $p = 1/4$. Bezieht sich die Voraussage auf das Kartenbild, ist $p = 1/8$, bezieht sie sich auf die einzelne Karte, ist $p = 1/32$.

Angenommen, wir bleiben bei der Voraussage der Farbe, also einer Wahrscheinlichkeit von $p = 1/4$. Dann ist bei einem Treffer noch kein Beweis für die Fähigkeit des Hellsehers erbracht, denn wenn es nur 4 Möglichkeiten gibt, kann man die richtige auch durch Raten oder Würfeln mit einer Wahrscheinlichkeit von 25 % treffen. Man sagt, das Ergebnis sei zufällig, also «nicht signifikant». Es ist allgemein üblich, ein Ergebnis erst dann als «signifikant» (überzufällig) zu bezeichnen, wenn die Wahrscheinlichkeit W, dieses durch reines Raten zu erhalten, kleiner als 5 % ist. Ist W kleiner als 1 %, nennt man das Ergebnis «hochsignifikant». Man beachte, daß durch dieses Verfahren keine absolut sicheren, sondern immer nur Wahrscheinlichkeitsaussagen getroffen werden können. Wenn das Signifikanzniveau von 5 % erreicht ist, besteht immer noch eine Möglichkeit von 5 %, daß das Ergebnis durch Zufall zustande gekommen ist, die Fähigkeit des Hellsehers also fälschlich als gegeben betrachtet wird. Bei einem Signifikanzniveau von 1 % ist die Wahrscheinlichkeit für ein solches «falsch positives» Ergebnis immer noch 1 %.

Also wird der Versuch wiederholt, nachdem die im ersten Versuch gezogene Karte wieder in das Kartenspiel zurückgelegt und dieses erneut gemischt wurde. Da die Karte zurückgelegt wird, ist beim nächsten Versuch die Wahrscheinlichkeit eines Treffers ebenso groß wie beim ersten Mal. Daher wird dieses Verfahren in der Statistik als «Ziehen mit Zurücklegen» bezeichnet.

Beim zweiten Versuch ist die Wahrscheinlichkeit wiederum $p = 1/4$. Nach einem allgemeinen Satz der Wahrscheinlichkeitsrechnung ist die Wahrscheinlichkeit zweier unabhängiger Ereignisse gleich dem Produkt der Einzelwahrscheinlichkeiten. Die Wahrscheinlichkeit, zweimal zufällig zu treffen, ist also $= 1/4 * 1/4 = (1/4)^2 = 0,0625$. Beim dritten Versuch ist sie $1/4 * 1/4 * 1/4 = (1/4)^3 = 0,0156$. Damit wäre die Fähigkeit des Ereignisvoraussehens bereits signifikant demonstriert. Gelingt es dem Hellseher auch beim vierten Mal, so beträgt die Irrtumswahrscheinlichkeit nur noch 0,0039, so daß seine Fähigkeit hochsignifikant demonstriert wäre. Allgemein gilt für die Wahrscheinlichkeit W, bei n Versuchen ein Ereignis mit der Eintrittswahrscheinlichkeit p n-mal zu treffen:

$$W = p^n$$

Diese Formel, die leicht nachzuvollziehen und mit einem Taschenrechner auszuwerten ist, gilt für den Fall, daß der Hellseher bei allen Versuchen trifft. Andernfalls ist eine erweiterte Formel anzuwenden, die im Anhang angegeben ist.

3.10.1 Der Kasino-Irrtum

In Diskussionen über Statistik tritt häufig ein Fehlschluss auf, den ich als Kasino-Irrtum bezeichnen möchte. In jedem Spielkasino gibt es an jedem Abend einen oder mehrere Spieler, die gewonnen haben. Andernfalls würde überhaupt nicht gespielt werden. Dies geschieht in jedem Fall durch die statistische Schwankung der Spielergebnisse. Die Gewinner können daher nur dann behaupten, sie verfügten über besondere Möglichkeiten der Spielbeeinflussung, Hellsehen oder erfolgreiche Spielstrategie, wenn sie auch an weiteren Tagen Gewinne erzielen. Eine außergewöhnliche Fähigkeit kann nur dann als erwiesen angesehen werden, wenn sie unabhängig von statistischen Schwankungen reproduzierbar erbracht werden kann.

Die Berichte über die Erfolge einzelner Spiele kommen also dadurch zustande, daß aus der Gesamtzahl der Spieler, die das Kasino besucht haben, nur diejenigen gefragt werden, die gewonnen haben. Somit liegt eine (unzulässige) nachträgliche Daten-Selektion vor.

3.11 Wie *test*et man eine *Vermutung*?

3.11.1 *Test* der Wirksamkeit einer Therapie
(Daniel als historisches Beispiel)

Ein (bevorzugter) Kriegsgefangener lehnt im Lande des Siegers die dort übliche Speise ab. Um statt dessen die gewohnte heimatliche Speise zu erhalten, behauptet er gegenüber dem Aufseher, die heimatlichen Speisen seien viel gesünder. Der Aufseher glaubt das nicht und entgegnet, wenn der Oberaufseher sehen würde, daß die Gefangenen schlechter aussähen als andere Leute gleichen Alters, brächte er ihn beim König um sein Leben.

Der Gefangene beharrt jedoch auf seinem Verlangen; der Aufseher willigt in einen befristeten *Test*, den der Gefangene vorschlägt mit den Worten:

«‹Versuch's doch mit deinen Knechten zehn Tage und laß uns Gemüse zu essen und Wasser zu trinken geben. Und dann laß dir unser Aussehen und das der jungen Leute, die von des Königs Speise essen, zeigen; und danach magst du mit deinen Knechten tun nach dem, was du sehen wirst.› Und er hörte auf sie und versuchte es mit ihnen zehn Tage. Und nach den zehn Tagen sahen sie schöner und kräftiger aus als alle jungen Leute, die von des Königs Speise aßen. Da tat der Aufseher die Speise und den Trank, die für sie bestimmt waren, weg und gab ihnen Gemüse.»

Dieser *Test* enthält bereits entscheidende Elemente wissenschaftlichen Vorgehens:
1. Das Experiment *test*et die *Vermutung* des Aufsehers «Kein Essen ist gesünder als das des Königs» gegen die *Vermutung* des Gefangenen «Das Essen meines Heimatlandes ist gesünder als das des Königs».

2. Eine Kontrollgruppe.
3. Ein vor dem Versuch festgelegtes Kriterium.
4. Einen Zeitpunkt für das Ende des Versuches.
5. Nach dem Experiment ist die *Vermutung* des Aufsehers falsifiziert, die des Gefangenen *bewährt*.
6. Die Folgerung für das praktische Handeln aufgrund des Versuchsergebnisses, die Ablehnung der Speise des Königs.

Man beachte, daß der Gefangene nicht etwa sich selbst mit dem Aufseher vergleicht, sondern daß Kontrollgruppen aus jeweils mehreren Personen gebildet werden. Durch die Vielzahl der Personen werden zufällige Schwankungen der Gesundheit der Personen heraus gemittelt, so daß nur noch der Einfluß übrigbleibt, der für die beiden Gruppen verschieden ist, nämlich die Gabe des Gemüses. Damit ist bereits der Grundgedanke der statistischen Prüfung (siehe Abschnitt 3.10) eingeführt.

Es ist bemerkenswert, daß dieser wissenschaftliche Standard bereits vor mindestens 2200 Jahren erreicht wurde – der Forschungsbericht steht in der Bibel (Daniel 1, 10–17). Der heutige Stand der Wissenschaft hat zwei Methoden hinzugefügt:

1. Man würde sich heute bemühen, die Nahrungsänderung in einem Doppelblindversuch durchzuführen.
2. Der Vergleich zwischen den Kontrollgruppen würde mit statistischen Verfahren durchgeführt.

Nach heutigen Begriffen *test*et das Daniel-Experiment eine Ernährungstherapie, also einen Teil der Naturheilkunde.

3.11.2 Was ist ein Doppelblindversuch?

Im Daniel-Versuch erhalten die Knechte des Königs das Essen nach den Rezepten des Gefangenen. Sie wissen also, daß sie eine andere Kost erhalten; *vermutlich* kannten sie auch die Voraussage des Gefangenen, daß ihnen diese Kost gut bekommen würde. Einen solchen Versuch bezeichnet man heute als «offen» oder «sehend».

Die heutige Arzneimittelforschung weiß, daß ein sehr großer Teil der Arzneimittelwirkung gar nicht auf der verabreichten Substanz beruht, sondern auf psychologischem Wege zustande kommt: Der Patient weiß, daß er ein Medikament erhält, von dem er schon viel Gutes gehört hat, das einem Freund schon geholfen hat, das ganz neu und sehr teuer ist usw. Wird der Patient auf diese Weise erwartungsfroh gestimmt, kann es in vielen Fällen allein durch diese positive psychische Einstellung zu einer Verminderung der Krankheitsbeschwerden kommen.

Aus vielen Versuchen ist bekannt, daß diese Verminderung der Beschwerden auch dann eintritt, wenn nur diese positive Gestimmtheit erzeugt wird, als Medikament jedoch eine wirkungslose Substanz (Scheinpräparat) gegeben wird. Weil es eine gute Wirkung beim Patienten schon allein dadurch erzielt, daß es ihm gefällt, bezeichnet man es als Placebo (lat. placebo = ich werde gefallen). Im Gegensatz dazu heißt ein Präparat, das eine wirksame Substanz enthält, Verum (lat. verum = das Wahre). Im Arzneimittelversuch ist also zu prüfen, ob das Verum eine bessere Therapie bewirkt als ein Placebo.

Bei einem solchen Versuch ist der Patient in der Hinsicht «blind», daß er nicht weiß, ob er ein Placebo oder ein Verum erhält. Hieraus erkennt man schon eine ethische Schwierigkeit: Bei einer ernsthaften Krankheit ist es nicht zu verantworten, einer Kontrollgruppe ein Placebo zu geben. Stellt sich während des Versuchs die Überlegenheit des Verum gegenüber dem Placebo heraus, muß der Versuch aus ethischen Gründen abgebrochen werden.

Auch dieser Blindversuch genügt jedoch nicht den Ansprüchen der modernen Forschung. Es ist bekannt, daß schon das Auftreten des Arztes einen wesentlichen Einfluß auf das Befinden des Patienten und damit dessen Heilungsaussichten hat. Ist der Arzt von der Wirksamkeit des Medikaments überzeugt, überträgt sich seine Zuversicht auf den Patienten. Hat er hingegen Zweifel, beispielsweise weil das Präparat von einer Firma stammt, mit deren Produkten er früher schlechte Erfahrungen gemacht hat, kann sich seine negative Erwartungshaltung dem Patienten mitteilen. Daher werden heute Arzneien im Doppelblindversuch geprüft. Die doppelte Blindheit bedeutet, daß auch der behandelnde Arzt nicht weiß, ob er dem Patienten ein Verum oder ein Placebo gibt. Dies ist nur dem Versuchsleiter bekannt, der an der Behandlung nicht teilnimmt.

Kurz: Wenn jemand die Wirksamkeit eines Medikaments X behauptet, dann genügt es nicht, daß er einen Menschen vorführt, dem es nach der Einnahme von X besser geht. Es könnte sich auch um einen Zufall, um Einwirkung anderer Faktoren, um die psychische Wirkung des Arztes oder um eine Besserung durch den natürlichen Verlauf der Krankheit handeln. Vielmehr ist erforderlich, die Wirkung von X an einer großen Zahl von Patienten (siehe Daniel-Expe-

riment) zu prüfen und mit der Wirkung eines Placebos im Doppelblindversuch zu vergleichen. Derartige vom Gesetz vorgeschriebene
Prüfungen sind extrem zeitaufwendig und teuer, aber zur Sicherheit
der Patienten unbedingt erforderlich.

3.11.3 Eigener Vorschlag für einen *Test* am Beispiel des Pendelns

Ich schlage vor: Ein erfahrener Pendler wird gefragt, mit welchen
Substanzen er eigene gute oder schlechte Erfahrungen hat. Es kann
sich hierbei z. B. um Kartoffeln, kakaohaltige Kekse, Katzenhaare
oder ein bestimmtes Medikament handeln, mit dem er durch seine
Allergie eigene, von Emotionen begleitete Erfahrungen gesammelt
hat.

Wird eine Kartoffel gewählt, so wird diese in eine Tasse gelegt.
Der Pendler sieht die Kartoffel und stellt mit dem Pendel fest, daß
sie ihm nicht bekommt. Danach wird ein Blatt Papier über die Tasse
gelegt und geprüft, ob der Pendel dieselbe Aussage ergibt. Falls ja,
ist erwiesen, daß die Strahlung der Kartoffel das Papier durchdringt,
sonst ist ein anderes undurchsichtiges Material (Plastikfolie, dünnes
Brett, undurchsichtiges Glas oder dergl.) zu ermitteln, das die Strahlung der Kartoffel hindurchläßt.

Wird eine Wahrscheinlichkeit W = $1/1000$ gewünscht, so müßte in
einem Versuch eine Tasse mit der Kartoffel gegen 999 leere Tassen
geprüft werden. Dies erforderte 1000 Pendelvorgänge, was unzu-
mutbar ist. Die gleiche Sicherheit läßt sich erreichen, wenn 10 Tassen
verwendet werden, von denen eine die Kartoffel enthält. Es sind
dann drei Durchgänge nacheinander durchzuführen, insgesamt sind
also nur 30 Pendelvorgänge erforderlich.

Die Tasse, in die die Kartoffel gelegt wird, ist vorher nach einem
Zufallsprogramm zu ermitteln. Man verbinde die Kartoffel mit einer
Karte, z. B. dem Karo-König. Diese Karte wird mit neun anderen
gemischt. Die Kartoffel wird in die Tasse gelegt, die dem Platz des
Karo-Königs im Zehnerpack entspricht. Dieser Ablauf wird für
jeden Durchgang wiederholt. Nehmen mehrere Versuchspersonen
an dem Experiment teil, ist die Zufallsverteilung der Kartoffel auf
die Tassen für jede Person neu zu ermitteln. Die Person, die die Kartoffel in die Tassen gelegt hat, darf beim Pendeln nicht anwesend
sein, damit sie nicht bewußt oder unbewußt Signale gibt. Die Zahl
der Treffer entscheidet, ob Physik und Medizin radikal geändert
oder erweitert werden müssen.

Allgemein hängt die Wissenschaftlichkeit einer Behauptung von dem Grad ihrer Empfindlichkeit gegen Falsifizierung ab. Die Behauptung: «Es gibt Erdstrahlen und ich kann sie mit völliger Sicherheit finden» ist perfekt wissenschaftlich, denn sie ist durch ein einfaches Experiment zu falsifizieren. Die Behauptung: «Es gibt Erdstrahlen und ich kann sie mit 80 %iger Sicherheit finden» ist in hohem Maße wissenschaftlich, denn sie kann durch eine Folge von etwa 20 Versuchen geprüft werden. Die Behauptung: «Es gibt Erdstrahlen und ich kann sie mit 5 %iger Sicherheit finden» liegt an der Grenze der Wissenschaftlichkeit. Wie oben gesagt, erbringt jede statistische Prüfung auf dem 5 %-Signifikanzniveau mit 5 % Wahrscheinlichkeit ein positives Ergebnis. Die hier vorgelegte Behauptung müßte also auf einem höheren Signifikanzniveau, also mit 1 % Irrtumswahrscheinlichkeit geprüft werden. Hierzu ist eine sehr große Zahl von Versuchen erforderlich. Nach der Erfahrung mit derartigen Experimenten ist anzunehmen, daß dabei so viele Fehlerquellen wie Ermüdung des Operators und unvermeidliche Störungen bei langen Versuchsreihen auftreten, daß das 1 %-Niveau nicht erreicht wird.

Die Behauptung «Es gibt Erdstrahlen» ohne irgendeine quantitative Angabe zur Meßmöglichkeit ist unwissenschaftlich, weil nicht falsifizierbar. In dieser Weise kann jede beliebige Behauptung aufgestellt werden.

4. Homöopathie nach Hahnemann

4.1 Homöopathie: Pro und Contra

Die Homöopathie ist für mich die stärkste Herausforderung unter den Parawissenschaften. Ich treffe ständig homöopathische Ärzte, die mir versichern, sie hätten mit Hochpotenzen hervorragende Erfolge erzielt, und Patienten, die von Heilungen nach homöopathischer Behandlung berichten. Allerdings stelle ich bei den Patienten in den meisten Fällen fest, daß sie überhaupt nicht wissen, was Homöopathie ist. Sie verwenden es als Ausdruck für «rein pflanzlich» oder «sanft» oder «alternativ» oder «natürlich» oder «nur ganz wenig» oder «hat keine Nebenwirkung» oder «wirkt ganz sanft» oder «wirkt ganz stark» oder «der Arzt nimmt sich Zeit». Auf meine Frage an Patienten, «D wie viel» sie denn erhalten hätten, habe ich nur selten eine Antwort bekommen. Was das «D» bedeutet, ist dem Laien völlig unklar.

Daher muß ich erklären, was Homöopathie bedeutet, welche unterschiedlichen Schulen es gibt, und wie dies alles mit der Frage nach der Richtigkeit der Physik zusammenhängt. Als Einstieg in den Fragenkomplex der Homöopathie wähle ich eine Rede der Bundestagsvizepräsidentin Antje Vollmer zum 200. Geburtstag der Homöopathie, der sich Äußerungen anderer Prominente anschließen.

«Antje Vollmer verteidigt Homöopathie (Berlin (AP/Tsp)). Bundestagsvizepräsidentin Antje Vollmer hat eine größere Rolle für die Homöopathie im deutschen Gesundheitswesen gefordert. Die ganzheitlichen Naturheilmethoden könnten einen wichtigen Beitrag zur Reform leisten, erklärte sie am Mittwoch zur Eröffnung des weltgrößten Homöopathie-Kongresses in Berlin. ‹Homöopathie steht unbestritten für eine humane Medizin, die den Menschen in seiner Ganzheit von Körper, Seele und Geist in den Mittelpunkt stellt und erstaunliche Erfolge ohne teure Apparatemedizin erzielen kann›, erklärte Vollmer als Schirmherrin der Veranstaltung mit rund 1000 Fachleuten. Mittlerweile hätten sogar die Krankenkassen erkannt, daß sich dies auch rechne. Der Kongreß führte nach 200 Jahren erstmals Fachvertreter aus der ganzen Welt zusammen.»[1]

Thorwald Dethlefsen: «Einen homöopathischen Arzt, der dreißig Jahre lang seine Praxis ausschließlich homöopathisch führt, zu verdächtigen, er arbeite ausschließlich mit der Einbildungskraft seiner Patienten, ist lediglich ein Zeichen für naive Dummheit ... Doch es geht nicht darum, den Unverständigen etwas zu beweisen, was sie weder verstehen können noch wollen. Vielmehr setze ich die allen anderen schulmedizinischen Verfahren bei weitem überlegene Wirksamkeit der Homöopathie hier voraus. Denn sie ist eine Tatsache, von der sich jeder überzeugen kann, wenn er will.»[2]

Gerhard Köhler: «Die Homöopathie kann vieles zur Gesamtmedizin beitragen. Sie ist seit 200 Jahren bewährt, sicher und unschädlich. Außerdem erfüllt sie seit ihrem Bestehen die heute so dringlich erhobene Forderung einer Ganzheitsmedizin. Sie behandelt den kranken Menschen in seiner leiblich-seelischen Ganzheit und begreift ihn als handelnde Person, eingefügt in seine konstitutionelle Anlage und mitmenschliche Umwelt, in die Bedingungen und Belastungen seiner Zeit und Biographie. Der kranke Mensch in seiner Individualität und untrennbaren Einheit von Geist, Seele, Leib gibt den Maßstab für die homöopathische Arzneianwendung.»[3]

Willibald Gawlik: «In fast 40jähriger praktischer Arbeit mit der homöopathischen Therapie hat sich eine Fülle von Erfahrungen angesammelt, die in diesem Buch niedergelegt sind. Das bedeutet, daß hier nur Krankheitsbilder, Therapievorschläge und Arzneimittel behandelt werden, die ich in der eigenen Praxis kennengelernt und deren erfolgreiche Anwendung ich erlebt habe.»[4]

Georges Vithoulkas: «Die Homöopathie ist sehr wichtig für die gesamte Menschheit, das müssen die Menschen verstehen; sollten sie es nicht begreifen, dann werden wir große Probleme haben, weil die chemischen Arzneimittel allmählich die Organismen zerstören. Sie werden die menschliche Rasse degenerieren.»[5]

Homöopathie und Staat: Die Homöopathie wird vom Staat anerkannt, denn Beamte bekommen eine Beihilfe, wenn sie sich nach der klassischen Homöopathie behandeln lassen.[6] Außerdem wirkt der Staat am Homöopathischen Arzneibuch mit, worauf ich in Abschnitt 6.3.1 eingehen werde.

Marburger Erklärung: Der Fachbereich Humanmedizin der Universität Marburg verabschiedete 1993 die folgende Erklärung (angenommen mit 16 Ja-Stimmen ohne Gegenstimme bei 3 Enthaltungen):

«... Der Fachbereich Humanmedizin der Philipps-Universität Marburg verwirft die «Homöopathie» als eine Irrlehre. Nur als solche kann sie Gegenstand der Lehre sein. Wir... sind nicht bereit, unseren dem logischen Denken verpflichteten Standpunkt aufzugeben zugunsten der Unvernunft. Wir betrachten die Homöopathie nicht etwa als unkonventionelle Methode, die weiterer wissenschaftlicher Prüfung bedarf. Wir haben sie geprüft. Homöopathie hat nichts mit Naturheilkunde zu tun. Oft wird behauptet, der Homöopathie liege ein ‹anderes Denken› zugrunde. Dies mag so sein. Das geistige Fundament der Homöopathie besteht jedoch aus Irrtümern (Ähnlichkeitsregel, Arzneimittelbild, Potenzieren durch Verdünnen). Ihr Konzept ist es, diese Irrtümer als Wahrheit auszugeben. Ihr Wirkprinzip ist Täuschung des Patienten, verstärkt durch Selbsttäuschung des Behandlers. Wenn unsere Universität sich dazu zwingen ließe, den Lehrgegenstand ‹Homöopathie› in neutralem Sinne anzubieten, würde sie ihren Auftrag verraten und ihre geistige Grundlage zerstören. Eine neutrale Ausbildung in ‹Homöopathie› findet deshalb nicht statt und ist auch nicht einklagbar. Die Philipps-Universität Marburg wird darüber wachen, daß ihren Studenten aus dieser Haltung keine Nachteile bei der Prüfung erwachsen.»[7]

In ähnlichem Sinne argumentieren Oepen[8], Oepen und Schaffrath[9], Hopff[10] und Burkhard[11].

4.2 Was ist Naturheilkunde?

Heute herrscht eine so große Begriffsverwirrung hinsichtlich der Begriffe «Naturheilkunde» oder «natürliche Heilverfahren», daß eine Begriffsbestimmung des Wortes «Naturheilkunde» erforderlich erscheint. Hierzu stütze ich mich auf das Werk «Naturheilverfahren und unkonventionelle medizinische Richtungen» von Bühring und Kemper.[12] Bühring definiert Naturheilmittel und -verfahren:

«Naturheil*mittel* sind die der natürlichen Umwelt entnommenen Substanzen und physikalischen Bedingungen, welche in der allgemeinen Hygiene und medizinischen Therapie zur Anwendung kommen. Wichtige Beispiele sind die bekannten Heilpflanzen, Anteile unserer Nahrung, natürliche Heilquellen, klimatische und geographische Bedingungen ... und physikalische Faktoren, wie etwa die Wärme und Kälte.
Naturheil*verfahren* sind der sachgerechte Umgang mit diesen Mitteln

sowie weitere Prozesse, welche natürliche Vorgänge ausnutzen oder nachahmen: Die Phyto-, die Ernährungs-, die Balneo-, die Klima-, die Helio-, die Thermo-, die Bewegungs-, die Massage-, die Atem- und manche weitere Therapie ...
Natur heilt sich häufig auch selbst. Natürlich und naturgemäß ist solche Therapie, welche diese Prozesse aufgreift, anzuregen versucht und imitiert. Naturheil*kunde* ist die Forschung und Lehre hierzu.»

Die wichtigsten «klassischen» Naturheilverfahren werden in einer Systematik des Kneippschen Systems als die «Fünf Säulen» der Naturheilkunde zusammengefaßt.

Hydrotherapie (Behandlung mit Warm- und Kaltreizen, Balneotherapie (natürliche Heilquellen), Thalassotherapie, Klimabehandlung, auch UV-Exposition, Thermo- und Kryotherapie (Fieberbehandlung)).

Bewegungstherapie (unspezifische körperliche Aktivität, an Krankheit orientierte Sporttherapie, befundorientierte Krankengymnastik, Massage, manuelle Medizin).

Ernährungstherapie (Vollwertprinzip, Spurenelemente, Vitamine, verschiedene diätetische Programme, therapeutisches Fasten).

Phytotherapie (als Element der Volks- und Erfahrungsmedizin, moderne Pharmakognosie und Evaluation von Inhaltsstoffen).

Ordnungstherapie (patientenorientierte Ethik und Moral, kleine *Psychagogik*, psychische Wirkung von Naturheilverfahren, körperorientierte Psychotherapie, z. B. Atemtherapie, künstlerische Therapie).

Ob die so definierte Naturheilkunde Erfolge hat, ist im Rahmen der medizinischen Erfahrung am Patienten zu klären; aus Sicht der Physik ist gegen diese Naturheilkunde nichts einzuwenden. Sie liegt im heutigen Wissenschaftsbegriff. Ich erwähne die Naturheilkunde nur zum Zweck der begrifflichen Abgrenzung.

Unter Homöopathie ist nur die Lehre nach Hahnemann zu verstehen. Unter «Esoterische Heilverfahren» habe ich die homöopathieähnlichen Verfahren zusammengefaßt, die sich zwar hinsichtlich ihres Welt-, Menschen-, und Krankheitsbildes sowie der Auswahl der Medikamente fundamental von Hahnemann unterscheiden, dennoch aber dieselbe Art der Medikamentenherstellung verwenden. Mit Naturheilkunde haben weder die Hahnemann-Homöopathie noch die esoterischen Heilverfahren etwas gemeinsam.

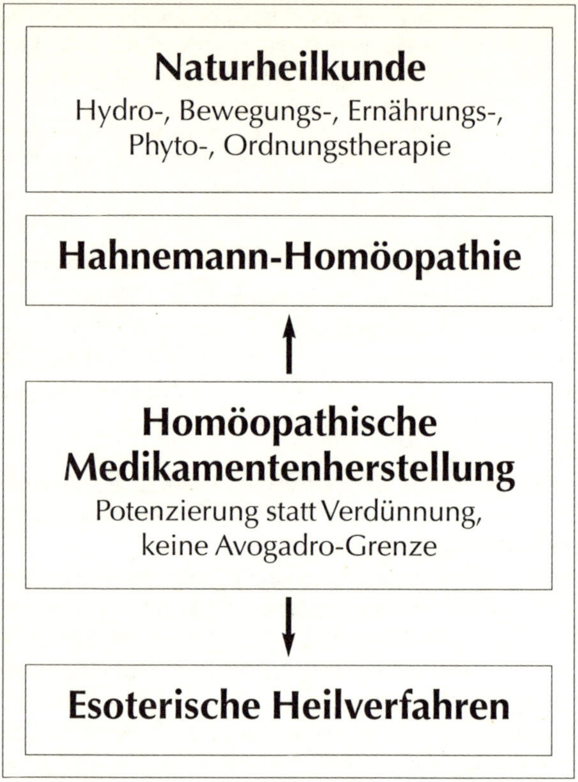

Abb. 3: Einteilung medizinischer Verfahren

4.3 Was ist Homöopathie?

Begründer der Homöopathie war der deutsche Arzt Samuel Hahnemann (1755–1843).[13],[14] Der Ausgangspunkt war im Jahre 1796 der
Chinarindenversuch – daher gilt das Jahr 1796 als das Geburtsjahr
der Homöopathie. Chinarinde wurde damals als Medikament
gegen Malaria verwendet. Hahnemann führte einen Selbstversuch
durch, indem er, selbst an Malaria nicht erkrankt, Chinarinde ein-
nahm. Hierauf erkrankte er zwar nicht an Malaria, wohl aber ent-
wickelten sich bei ihm *ähnliche* Symptome, wie sie ein Malaria-

kranker aufweist. Diese Beobachtung verallgemeinerte Hahnemann zu seinem *Ähnlichkeitsprinzip*, das er in seinem «Organon der Heilkunst»[15] in einem Satz zusammenfaßt, den ich als den Hauptsatz der Homöopathie bezeichnen möchte:

> «Wähle, um sanft, schnell, gewiß und dauerhaft zu heilen, in jedem Krankheitsfalle eine Arznei, welche ein ähnliches Leiden für sich erregen kann, als sie heilen soll!» (Organon S. 37)

Die sinngerechte Betonung liegt auf *erregen*. Das heißt also: Man gebe einem Kranken die Substanz, die (gegebenenfalls in höherer Dosierung) bei einem Gesunden ein *ähnliches* Krankheitsbild *erregt* (bewirkt, hervorruft), wie die zu heilende Krankheit. Aus den griechischen Wörtern für «ähnliches Leiden» bildete Hahnemann die Bezeichnung «Homöo-pathie». In der lateinischen Fachsprache formulierte er sein Prinzip in den Worten: Similia similibus curentur (Ähnliches möge mit Ähnlichem geheilt werden). Daher spricht man auch vom Simileprinzip. Köhler formuliert dieses Prinzip mit den Worten:

> «Die Ähnlichkeitsregel fordert, daß Ähnliches mit Ähnlichem behandelt werden soll: Similia similibus curentur. Das vergleichbare ‹Ähnliche› findet sich in den charakteristischen Symptomen der Arzneiprüfung und in den individuellen Symptomen des einzelnen Kranken. Der Vergleich dieser beiden Symptomen-Reihen führt zur Wahl der Arznei, die im einzelnen Krankheitsfall am ähnlichsten ist. Diese Arznei nennt man deshalb das ‹Simile›.»[16]

Als zweites Prinzip fordert Hahnemann, die Wirkung der Arznei am *Gesunden* zu prüfen, «um zu erfahren, welche Krankheits-Erzeugungskraft jede einzelne Arznei, das ist zugleich, welche Krankheits-Heilungskraft jede besitze» (§ 21 Organon, siehe weiter §§ 22–25, 108–110, 118–147).

Daher sind im Lauf der Zeit Tausende von Substanzen an Gesunden geprüft worden. Das geschieht durch Selbstversuche, durch Versuche an freiwilligen Versuchspersonen oder durch Beobachtung von durch Unfälle verursachten Vergiftungen, etwa Bleivergiftungen in Fabriken. Die hierbei auftretenden Wirkungen heißen Arzneimittelbilder und sind in ausführlichen Verzeichnissen zusammengestellt. Der homöopathische Arzt hat am Patienten zunächst eine sehr gründliche Untersuchung durchzuführen, die auch das Befinden und Verhalten des Patienten einschließt. In dieser Untersuchung, die als Repertorisierung bezeichnet wird, wird das Krankheitsbild des Patienten mit den Arzneimittelbildern verglichen und dementsprechend eine Behandlung durchgeführt.

Beispielsweise weiß man, daß ein Übergenuß von Kaffee zur Übererregung und Schlaflosigkeit führt. Also hilft nach der Simileregel Kaffee in homöopathischer Zubereitung bei folgenden klinischen Indikationen:

«Alle Übererregungszustände, die man durch übermäßigen Kaffeegenuß haben könnte. Schlaflosigkeit, Migräne, Neuralgien, unerträgliche Schmerzen, die einen zur Verzweiflung bringen, Folgen von Gemütserregungen. Dosierung D2, D4, D12, C30.»[17]

Grundprinzipien der Homöopathie sind also:

---

1. Die Arzneimittelprüfung am Gesunden
2. Die Behandlung des Kranken nach dem Simileprinzip

Ich betone ausdrücklich, daß ich mich zum Simileprinzip, zur Arzneimittelwahl nach der Repertorisierung und zur Behandlung durch einen homöopathischen Arzt *nicht* äußere, weil ich weder für Medizin noch Pharmakologie zuständig bin. Ich beschränke mich ausschließlich auf physikalische Aspekte der Homöopathie, insbesondere die Überschreitung der Avogadro-Grenze, auf die ich im Abschnitt 4.6.1 näher eingehen werde.

4.4 Die Behandlung durch einen homöopathischen Arzt

4.4.1 Behandlung gegenüber Medikamentenwirkung

Bei einer korrekt durchgeführten homöopathischen Behandlung hat der Arzt zunächst eine sehr gründliche (im Regelfall zweistündige) Eingangsuntersuchung durchzuführen, die auch das Verhalten und das Befinden des Patienten umfaßt. Dabei wird auch gefragt, wie sich das Befinden des Patienten verbessert oder verschlechtert je nach Wetter, Kälte, Wärme, morgens, abends usw. Im Hinblick auf die Fragestellung dieses Buches ist zwischen drei Problembereichen zu unterscheiden:

1. Die Gesamtbehandlung, die eine sehr gründliche Untersuchung und die psychische Wirkung des Arztes einschließt.
2. Die Wirkung homöopathischer Medikamente im Niedrig-Potenz-Bereich. Z. B. können Belladonna D4 oder Pulsatilla D6 durchaus auch naturwissenschaftlich betrachtet eine Wirkung haben.
3. Die Wirkung homöopathischer Hochpotenzen, also D30 und höher. Das ist der eigentliche Bereich der Hahnemann-Homöopathie.

Die Bereiche 1 und 2 liegen außerhalb meiner Betrachtung. Nur Punkt 3 ist Gegenstand meiner Untersuchung, da nur er zu einer Falsifizierung der Physik führen kann. Die Fragen «Erfolg einer homöopathischen Behandlung (unter Einschluß der psychosozialen Wirkung des Arztes)» und «Wirksamkeit der homöopathischen Hochpotenz-Arzneimittel» müssen unbedingt auseinandergehalten werden.

4.4.2 Besonderheiten der homöopathischen Behandlung

Ich gehe auf die Besonderheiten der Behandlung durch einen homöopathischen Arzt ausführlich ein, weil ich *vermute*, daß die Erfolge der homöopathischen Ärzte wesentlich auf der persönlichen Arzt-Patienten-Beziehung beruhen.

Ziel der homöopathischen Untersuchung ist es, ein Krankheitsbild sehr genau zu erforschen, um dieses entsprechend dem Simile-prinzip mit dem Arzneimittelbild zur Deckung zu bringen. Vergleich: Man findet ein Geschoß, mit dem ein Mord begangen wurde. Nun werden mit einem Vergleichsmikroskop viele andere Geschosse aus verschiedenen Waffen mit dem ersten verglichen, um mittels der winzigen Kratzspuren festzustellen, welches Geschoß aus der gleichen Waffe abgefeuert wurde. Hat der Untersucher ein zweites Geschoß mit den gleichen Kratzspuren gefunden, weiß er, daß es aus derselben Waffe abgefeuert wurde und kann so den Fall lösen. In gleicher Weise soll der homöopathische Arzt das Krankheitsbild des Patienten erforschen, um festzustellen, zu welchem der zahlreichen Arzneimittelbilder das vorliegende Krankheitsbild paßt.

Hat der Arzt diese Übereinstimmung gefunden, so kann er die Krankheit des Patienten erfolgreich therapieren, weil er das Simile gefunden hat. Diese Suche heißt Repertorisierung.

4.4.3 Umfang und Genauigkeit der Untersuchung

Köhler beschreibt die Erforschung des individuellen Krankheitsbildes sehr genau.

«Nehmen Sie den Spontanbericht nach Wort und Inhalt vorurteilslos und aufmerksam an. Beobachten Sie den Patienten – nicht fixieren wie ein Staatsanwalt. Eine huschende Röte, eine leichte Geste, ein Schweigen dazwischen – wie vieles kann das sagen! Oder ein Springbrunnen von Redseligkeit – wie viel kann er verschweigen. . . . Hören Sie sich die Verstellungen an, spielen Sie nie den Missionar, der die Wahrheit gepachtet hat. Schauen Sie möglichst gleichzeitig auf Augen und Mund der Erzählenden. Kein Mensch kann zur gleichen Zeit Auge und Mund gemeinsam beherrschen. Das Unbewußte überspielt das Bewußtsein.»[18]

Aus meiner Erfahrung (mit nichthomöopathischen Ärzten) akzeptiere ich völlig, daß eine lange, sehr sorgfältige und geduldige Untersuchung, gezieltes Fragen und aufmerksames Zuhören mehr ans Licht bringt und eine bessere Diagnosestellung ermöglicht als eine kurze, oberflächliche Inspektion. Eine solche Repertorisierung ermöglicht eine sehr gute Diagnose. Der Patient fühlt sich ernst genommen. Er achtet selbst aufmerksam auf die Symptome der eigenen Krankheit.

Die homöopathische Zusatzausbildung schärft das Wahrnehmungsvermögen des Arztes für schwer erkennbare Symptome. Man sollte also auch in der schulmedizinischen Ausbildung mehr Wert auf eine sehr gründliche körperliche und psychosoziale Untersuchung legen. Mir ist klar, daß eine solche zeitaufwendige Untersuchung aus Kostengründen (und der Gefahr des Mißbrauchs) schwer durchzusetzen ist. Das beeinträchtigt aber nicht das Argument.

4.4.4 Psychosoziale Komponente der Untersuchung –
Untersuchung als Therapie

«Begegnen heißt: Kranker und Arzt gehen aufeinander zu. Zwei Eben-
bürtige – nicht ‹Halbgott in Weiß› und dummer kleiner Patient. . . . Die
homöopathische Fallaufnahme gelingt nur, wenn sie echte Symptome,
d. h. individuelle Kennzeichnung der erkrankten Person ‹ans Licht› bringt.
Voraussetzung zum Gelingen ist ein guter Rapport zwischen Arzt und
Patient, wie sie auch die Psychotherapie fordert. Wenn wir statt ‹Rapport›
das gute deutsche Wort ›Einklang‹ setzen, sind wir dem Sinngehalt der
Begegnung recht nahe. . . . Einklang setzt bei Arzt und Patient Ruhe, Zeit,
Geduld voraus. Daraus erwächst dem Patienten das Gefühl der Gebor-
genheit und dem Arzt das wache, vorurteilslose Verstehen. . . . Auf dieser
Basis sind Anamnese und Untersuchung des Kranken nicht nur Bestandsaufnahme eines Befundes, sondern zugleich Therapie. Auf dieser Basis
der Begegnung erhält der homöopathische Arzt Einblick in das Wesen
des Kranken als leidende Person.»[19]

Dieses Vorgehen zeigt die enge psychische Beziehung zwischen Arzt
und Patient und den bewußten Einsatz der Untersuchung als Teil
der Therapie.

4.4.5 Umfeld einer homöopathischen Behandlung

Ein Journalist, der mich zur Homöopathie interviewte, berichtete,
er selbst sei durch einen Homöopathen mittels des Hochpotenz-
Homöopathikums Schwefel D30 von seiner ihn jahrelang quälenden
Neurodermitis befreit worden. Meine Rückfrage ergab, daß der
Homöopath ihn aber keineswegs nur mit dieser Arznei behandelt,
sondern 25 weitere Maßnahmen ergriffen bzw. verordnet hatte.
Dazu zählten eine vollständige Umstellung der Ernährung (nur
einmal in der Woche Fleisch oder Fisch und auch das nur mit Ein-
schränkungen), bestimmte Sportübungen, Wasseranwendungen,
weniger Duschen, nur bei bestimmter Temperatur, Entspannungs-
übungen usw. Außerdem hatte der Journalist während der Zeit der
Behandlung seinen Beruf gewechselt und seine Familienverhältnisse
geändert. Er meinte, er habe durch den Homöopathen gelernt, sich
sehr viel mehr als früher mit seinem eigenen Körper und seinem
Verhalten zu beschäftigen. Also war kaum zu überprüfen, welchen
Anteil das homöopathische Medikament am Erfolg gehabt hatte.

4.5 Beispiele für Hahnemann-Homöopathie

Zur Konkretisierung gehe ich auf einige Anwendungsfälle der Homöopathie näher ein. Es ist wichtig, hier ganz klar zu unterscheiden zwischen den medizinischen Aspekten der Homöopathie, die ich nur zur Erläuterung darstelle, und den physikalischen, zu denen ich Stellung nehme.

4.5.1 Willibald Gawlik und Kinderkrankheiten

Vermutlich kennen viele Leser den Fall: Das Kind kann nachts nicht schlafen. Konsultieren wir einen prominenten homöopathischen Arzt: Dr. med. Willibald Gawlik (geb. 1919) war von 1969 bis 1976 1. Vorsitzender des Deutschen Zentralvereins homöopathischer Ärzte, von 1976 bis 1990 Vorsitzender des Arbeitskreises homöopathischer Ärzte im Deutschen Zentralverband der Ärzte für Naturheilverfahren, von 1978 bis 1990 Mitglied der Homöopathischen Arzneibuchkommission im BGA (Bundesgesundheitsamt) in Berlin, von 1980 bis 1990 Vorsitzender der Arzneimittelkommission D für Aufbereitung und Zulassung homöopathischer Arzneimittel im BGA. Träger der Samuel-Hahnemann-Plakette des DZVhÄ (1972) und des Ehrenzeichens des DZVhÄ in Gold (1973). Hier tritt uns also geballte Sachkompetenz entgegen.

> «Kinderkrankheiten Schlafstörungen. Häufig klagen Eltern über Schlafstörungen ihrer Kinder. Es handelt sich dabei um eine Störung, die unbedingt behoben werden muß, da durch die Schlafstörung nicht nur die gesunde Entwicklung des Kindes beeinträchtigt, sondern durch die dauernd unterbrochene Nachtruhe die ganze Familie einen Leidensweg geleitet wird. ... Wohl sind Phytotherapeutika angebracht, aber nur in kleinen Dosen, doch sollten Schlafmittel, insbesondere Neuro- oder Psycholeptika in jedem Fall vermieden werden. Mit den homöopathischen Mitteln gelingt es immer, das Kind zur Ruhe zu bekommen und damit auch die ganze Familie.»[20]

Als Beispiele für die homöopathische Arznei, die bei den geschilderten Symptomen einzusetzen ist, werden u. a. genannt:

> «Datura stramonium (Stramonium) D30 am Abend 1 Gabe
> Das Kind ist immer schlechter Laune, sehr ängstlich, besonders im Dun-

keln, kann deshalb nicht ohne Licht einschlafen. Im Schlaf unruhig, schreit auf, träumt laut. Zähneknirschen, träumt von schrecklichen Tieren.»

«Chamomilla recutita (Chamomilla) D30 1x tägl. 1 Gabe
Erhebliche nächtliche Unruhe, wehrt sich gegen das Zubettgehen. Stößt mit dem Kopf in die Kissen und an die Wand. Will aus dem Bett gehoben und getragen werden. Charakteristisch ist das Symptom, daß es aus dem Bett heraus will, wenn es wach ist.»

Die Beschreibung verdeutlicht beispielhaft das Erkennen der spezifischen Symptome (Zähneknirschen, Träume, . . . will aus dem Bett . . . usw.), die nach homöopathischer Lehre als Leit- oder Schlüsselsymptome bezeichnet werden, analog zu den Kratzspuren auf den Geschossen. Diese Schlüsselsymptome werden mit den Arzneimittelbildern verglichen und führen zur Wahl der genannten Arznei.

Dazu ist folgendes zu sagen: Wenn Stramonium und Chamomilla, jeweils in der Potenzierung D30 helfen, ist die Physik unvollständig, weil diese Potenzierungen jenseits der Avogadro-Grenze liegen. Wichtig ist der obige Satz: «Mit den homöopathischen Mitteln gelingt es *immer* . . .» Daher sollte die Therapie überprüfbar sein, zumal Gawlik auf eine erfolgreiche 40jährige Praxis verweist.

4.5.2 Gerhard Köhler und die starke Wirksamkeit der Hochpotenzen
Auf eine ähnlich kompetente Beratung dürfen wir bei Gerhard Köhler vertrauen. Dr. med. Gerhard Köhler (geb. 1916), seit 1962 Niederlassung als Homöopathischer Arzt in eigener Kassenpraxis in Freiburg/Breisgau. In dieser Zeit 24 Semester lang Vorlesungen und Seminare über homöopathische Medizin für Studenten und Assistenten der Universität Freiburg. 12 Jahre Kursleiter und Dozent bei der Ausbildung für Ärzte im Weiterbildungszentrum Bad Brückenau, später auch Bergisch Gladbach und an der Niedersächsischen Akademie für Homöopathie und Naturheilverfahren in Celle. Sein Lehrbuch[21] ist in deutscher Sprache in der 7. Auflage erschienen. Ferner wurde es in die englische, niederländische, italienische, russische, spanische und ungarische Sprache übersetzt.

«Die Erfahrung zeigt, daß die Reaktionsmöglichkeit in der Endphase einer Krankheit erschöpft ist. Eine sehr hohe Potenz, etwa über C200 hinaus, überfordert die Kräfte dieser Patienten. Im Stadium der Vita minima reichen die Lebenskräfte gerade noch für kurze Zeit. Das mühsam erhaltene Gleichgewicht der Regulation bricht zusammen durch den Zwang zur Reizbeantwortung. Wenn dagegen bei guter Vitalität des Patienten die Fallaufnahme eine sehr breite Ähnlichkeit der psychischen und konstitutionellen Symptome bringt, kann man getrost eine sehr hohe Potenz einsetzen. Gute Vitalität und gutes Simile ergeben erstaunliche Heilungen mit sehr hohen Potenzen.»[22]

Gabanyi kann auch diese Aussage noch steigern:[23]

«Höhere und Höchstpotenzen C200, C1000, C10 000, C1 000 000, sollten dem Könner vorbehalten sein. Voraussetzung der nunmehr personotropen Wirkung ist eine genaue Anamnese-, Hierarchisierungs- und Repertorisierungsarbeit.»

Diese Aussagen gehören zu den Gründen für die Niederschrift dieses Buches. Wenn irgendeine Substanz nach mehr als 200facher Potenzierung (in 100er Schritten!) auf einen Kranken eine so starke Wirkung ausübt, daß die Reizbeantwortung einen geschwächten Körper überfordert, dann ist irgend etwas in der Physik falsch – dann ist die Physik für irgend etwas blind, so wie die Physik vor hundert Jahren blind war für die Kernenergie. Diese Aussagen sind auch deshalb besonders wertvoll, weil sie unabhängig von einer bestimmten Krankheit und unabhängig von einer bestimmten Substanz die allgemeine Aussage treffen, daß Potenzierungen höher als C200 einen so starken Reiz ausüben und sogar personotrop (die ganze Persönlichkeit körperlich und geistig beeinflussend) wirken können.

4.6 Physikalische Fragen zur Homöopathie

Die Hahnemann-Homöopathie ist nach ihrem Selbstverständnis weder Gesprächstherapie noch Seelsorge, sondern eine Therapie mit Medikamenten. Als Physiker habe ich mich ausschließlich mit der Art dieser Medikamentenherstellung zu befassen. Um es noch einmal ganz deutlich zu sagen:

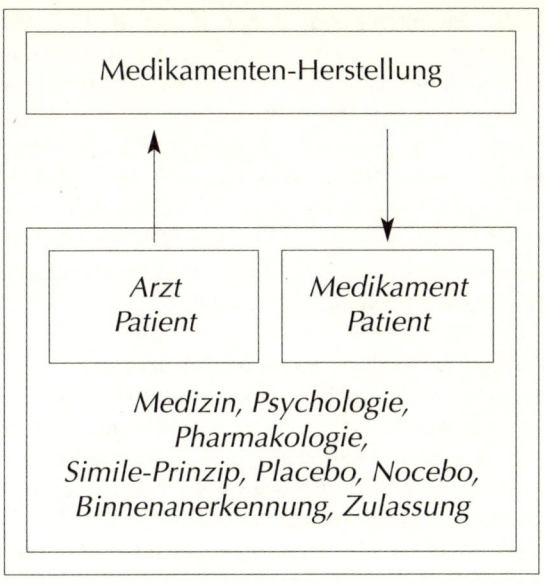

Abb. 4: Wirkungskette der Homöopathie

Ich bezweifle keineswegs, daß homöopathische Ärzte erfolgreiche Therapien durchführen. Meine Frage als Physiker ist nur, ob die Erfolge im Hochpotenzbereich so zustande kommen, wie die Homöopathen annehmen, nämlich durch die Wirkung dieser Medikamente!

Im Sinne des Ketten-Arguments vergegenwärtigen wir uns den Ablauf einer homöopathischen Behandlung: Der Patient wird vom Arzt entsprechend der homöopathischen Repertorisierung untersucht. Als Ergebnis ermittelt er ein Medikament als Simile und schickt den Patienten mit dem Rezept zur Apotheke (s. Abb. 4). Der Apotheker stellt das Medikament entsprechend den Vorschriften des Homöopathischen Arzneibuches (HAB) her bzw. verkauft ein Präparat, das von der einschlägigen Pharmaindustrie nach dem HAB hergestellt wurde. Er gibt dem Patienten das Medikament mit. Der Patient nimmt das Medikament ein.

Die Untersuchung des Patienten und die Wirkung des Medikaments auf den Patienten liegen im Bereich der Medizin, Pharmakologie, Psychologie und Soziologie. Sie beziehen sich auf die beteiligten Menschen; daher habe ich sie mit Kursivschrift dargestellt. Zu diesen Vorgängen nehme ich *nicht* Stellung.

Im Gegensatz dazu liegen die Vorgänge, die in der Apotheke bei der Medikamentenherstellung ablaufen, nach dem Selbstverständnis der Physik voll in ihrem Zuständigkeitsbereich; daher habe ich sie in gerader Schrift dargestellt. Als Physiker habe ich mich ausschließlich mit diesem Vorgang der Medikamentenherstellung zu befassen, den ich im folgenden genauer beschreibe.

4.6.1 Herstellung der Medikamente durch Potenzierung

Die Herstellung homöopathischer Arzneimittel ist im Homöopathischen Arzneibuch 1. Auflage (HAB1) amtlich geregelt. Man stellt zunächst die gewünschte Substanz, z. B. Allium cepa, die Küchenzwiebel, als Saft rein her. Diese Substanz bezeichnet man als Urtinktur und kennzeichnet sie durch das Zeichen Ø. Hiervon nimmt man z. B. ein Milliliter, gibt dieses in ein Gefäß und darauf 9 Milliliter Lösungsmittel. Als Lösungsmittel verwendet man entweder Wasser oder eine Wasser-Alkohol-Mischung. Ein unabdingbarer Schritt der homöopathischen Medikamentenherstellung ist das nun durchzuführende Schütteln. Um ein wirkungsvolles Schütteln zu ermöglichen, muß das Schüttelgefäß mindestens ein Drittel freien Luftraum bieten. Hahnemann schreibt:

«... und giebt dann dem, mit seinem Stöpsel zugepfropften Fläschchen, 100 starke Schüttelstöße mit der Hand gegen einen harten, aber elastischen Körper geführt. Etwa auf ein mit Leder eingebundenes Buch.» (§ 270 und Fußnote 206 Organon)

Somit wird in der ersten Stufe eine zehnfache Verdünnung erreicht. Nach dem lateinischen Wort für zehn heißt diese Verdünnungsart D; die erste Stufe daher D1. Von dieser D1 nimmt man wieder ein Milliliter, gibt darauf 9 Milliliter Lösungsmittel, schüttelt dieses und erhält so D2. Als Verdünnung betrachtet, wäre dies eine Verdünnung der Urtinktur im Verhältnis 1 zu 100. Von D2 nimmt man ein Milliliter, gibt darauf 9 Milliliter Lösungsmittel, schüttelt dieses und erhält so D3 (als Verdünnung betrachtet 1:1000).

Man kann auch ein Teil der Urtinktur mit 99 Teilen des Lösungsmittels schütteln, was bereits in der ersten Stufe eine Verdünnung von 1:100 ergibt. Nach dem lateinischen Wort für hundert werden die auf diese Weise entstehenden Potenzen mit C bezeichnet; die erste Stufe heißt demnach C1. Eine weitere Möglichkeit besteht in der Potenzierung in Stufen von 1:50 000. Diese Potenzen werden nach dem lateinischen Wort für 50 000 als Q oder (nach der – etwas eigenwilligen – Darstellung von 50 000 in römischen Schriftzeichen) als LM bezeichnet.

Nach der zentralen Aussage der Homöopathie hat diese stufenweise Verdünnung mit jeweils dazwischen durchgeführtem Schüttelvorgang eine *andere* medizinische Wirkung als die einfache Verdünnung in einem Schritt. Beispielsweise gelangt man durch sechsfaches stufenweises Verdünnen mit zwischengeschaltetem Schütteln zu D6. Dieses D6-Präparat soll eine andere Wirkung haben als eine einmalig durchgeführte Verdünnung von eins zu einer Million. Im D6-Präparat soll die Urtinktur nicht einfach verdünnt worden sein, vielmehr sei die Wirkung der Urtinktur «potenziert» oder «dynamisiert» oder «energetisiert». Hahnemann erläutert die Bedeutung der Potenzierung:

«Die homöopathische Heilkunst entwickelt zu ihrem besonderen Behufe die innern, geistartigen Arzneikräfte der rohen Substanzen, mittels einer ihr eigenthümlichen, bis zu meiner Zeit unversuchten Behandlung, zu einem, früher unerhörten Grade, wodurch sie sämmtlich erst recht sehr, ja unermeßlich – ‹durchdringend› wirksam und hülfreich werden, *selbst diejenigen unter ihnen, welche im rohen Zustande nicht die geringste Arzneikraft im menschlichen Körper äußern*. Diese merkwürdige Veränderung in den Eigenschaften der Natur-Körper, durch mechanische Einwirkung auf ihre kleinsten Theile, durch Reiben oder Schütteln *(während sie mittels Zwischentritts einer indifferenten Substanz, trockner oder flüssiger Art, voneinander getrennt sind)* entwickelt die latenten, vorher unmerklich, wie schlafend in ihnen verborgen gewesenen, *dynamischen* Kräfte, welche vorzugsweise auf das Lebensprinzip, auf das Befinden des thierischen Lebens Einfluss haben. Man nennt daher diese Bearbeitung derselben *Dynamisiren, Potenziren* (Arzneikraft-Entwicklung) und die Produkte davon, Dynamisationen oder Potenzen in verschiedenen Graden.» (§ 269 Organon)

Wir müssen also ganz klar unterscheiden zwischen der «Verdünnung» von 1:1 000 000, wie sie die Physiker und Chemiker anwenden und der «Potenzierung D6», die die Homöopathen herstellen. Der Unterschied zwischen der Naturheilkunde und der Homöopathie ist offensichtlich: Zur Naturheilkunde gehört das Kneipp-Bad, dem z. B. Rosmarin zugesetzt wird. Die Badefrau läßt Wasser in die Wanne und gibt einen Schuß aus der großen Vorratsflasche hinein. Durch das einlaufende Wasser und einige Handbewegungen wird die Rosmarin-Substanz verteilt. Das dürfte etwa 1:10 000 entsprechen. Ich habe noch nie gesehen, daß die Rosmarin-Substanz stufenweise verdünnt wird.

4.6.2 Die Avogadro-Grenze

> «Was du nicht selber weißt/Weißt du nicht./Prüfe die Rechnung/
> Du mußt sie bezahlen./Lege den Finger auf jeden Posten/Frage:
> wie kommt er hierher?»
> (Bertolt Brecht[26])

Im Abschnitt «Die Atomlehre» (2.1) hatte ich den Begriff der Avogadro-Zahl erläutert: Zur Erinnerung: Die Zahl der Wassermoleküle in 18 Gramm Wasser (einem schlecht eingeschenkten Schnapsglas bzw. einem der in der Homöopathie üblichen Fläschchen) ist gleich der Zahl 6 mit 23 Nullen. Diese Zahl erscheint unvorstellbar groß. Wir müssen uns aber klar machen, daß sie keineswegs unendlich groß ist:

Angenommen, ich nehme diese 18 Gramm Wasser und schütte sie in ein Gefäß mit 9x18 Gramm eines Lösungsmittels. Dies ergibt 180 Gramm Lösung. Aus dieser Lösung entnehme ich wieder 18 Gramm, also ein Zehntel. Dann sind in diesem entnommenen Anteil nur noch ein Zehntel (also $6*10^{22}$) Moleküle des ursprünglichen Wassers. Wiederhole ich diesen Schritt, so enthält der entnommene Anteil nur noch $6*10^{21}$ Moleküle der Ausgangssubstanz. Nach dem 23. Schritt sind es nur noch 6 Moleküle, nach dem 24. Schritt im Mittel nur noch weniger als eins. Nach dem 30. Schritt ist mit praktischer Sicherheit kein einziges Molekül der Ausgangssubstanz mehr vorhanden. Ich bezeichne den Übergang von der 23. zur 24. Verdünnungsstufe als «Avogadro-Grenze». Auf jeden Fall liegen die Verdünnungen, die in der Homöopathie als «Hochpotenzen» bezeichnet werden, also D30 und höher, jenseits der Avogadro-Grenze.

Man sieht, daß durch diese stufenweise Verdünnung, die innerhalb weniger Stunden ausgeführt werden kann, selbst die zunächst so ungeheuer groß erscheinende Zahl auf Null reduziert wird. Beginnt man mit der Urtinktur von Belladonna, schafft man durch diese Verdünnungsstufen einen «belladonna-freien Raum». Genau dies ist das physikalische Problem der Homöopathie. Fragt man nur nach der materiellen Anwesenheit der Urtinktur, so kann man bei D30 und höher ganz einfach sagen:

> Wo Belladonna D30 draufsteht, ist kein Belladonna drin.

Ich erläutere die Bedeutung der Potenzen an zwei Fällen, nämlich D6 und D60. Auf den ersten Blick scheint der Unterschied nicht sehr groß zu sein. Sehen wir uns das genauer an: D6 ist – vom Standpunkt der Verdünnung betrachtet – eine Verdünnung von $1:1\,000\,000$. Stellen wir uns einen Kubikmeter Wasser vor, wie er etwa dem Raum unter einem Tisch entspricht. Wenn wir darin ein Stückchen Würfelzucker auflösen, haben wir eine Verdünnung von $1:1\,000\,000$. Nehmen wir dann aus dieser Lösung ein Weinglas voll heraus und trinken, haben wir 100 Mikrogramm Zucker eingenommen. Das ist zwar nicht viel, aber es gibt durchaus Medikamente, die in dieser Menge wirken. Beispielsweise wird das Schilddrüsenhormon Thyroxin in einer Dosis von etwa 100 Mikrogramm pro Tag gegeben. D6 ist also eine Potenzierungsstufe, gegen die ein Physiker nichts einzuwenden hat.

Was ist, verglichen damit, D60? Ist das die Lösung von einem Gramm Zucker im Wannsee? In der Ostsee? Im Atlantik? Im Weltmeer? Durchaus nicht. In einer Wassermenge so groß wie die Erdkugel (Erdmasse $= 5,977 \times 10^{24}$ kg)? Nein. In einer Wassermenge, die gleich der Sonnenmasse ist? Nein, auch das nicht, denn die Masse der Sonne ist «nur» 10^{30} kg (genauer $1,989 \times 10^{30}$ kg). Hundert Milliarden (10^{11}) Sonnen bilden eine Galaxis. Eine Galaxis hat also eine Masse von 10^{41} kg. Nehmen wir noch den Faktor 1000 aus der Umrechnung von Gramm in Kg, so sind wir bei Auflösung eines Stückchens Zucker in einer Galaxis erst bei einer Verdünnung von 10^{44}. Zu D60 fehlen also immer noch 16 Zehnerpotenzen. 10^{16} vorzustellen ist schwierig. Also denken wir an den

Bundeshaushalt, vielleicht dazu noch Länderhaushalte, also etwa 1 Billion Mark pro Jahr. Das sind immer noch erst 10^{12}. Hätten wir den noch – vor der Eurowährung – in italienische Lira getauscht, wären wir bei 10^{15}. Erst wenn wir ihn in zehntel Lira ausdrücken, kommen wir auf 10^{16}.

Also: D60 ist ein Stückchen Zucker pro soviel Galaxien, wie der Bundeshaushalt in zehntel italienischen Lira betragen hätte. Falls der Leser noch nicht in Italien war: Für 1000 Lira bekam man eine Eiskugel zum Mitnehmen. Damit habe ich den Unterschied zwischen D6 und D60 deutlich gemacht. Eine Veranschaulichung der in der Homöopathie durchaus gebräuchlichen Potenzierungen D200 oder C1000 liegt jenseits meiner astronomischen Kenntnisse und didaktischen Fähigkeiten. Die «erklärungsfordernde Spannung» der Homöopathie zur Physik ergibt sich aus ihren Aussagen:

> Potenzierung ist ungleich Verdünnung.
> Die Potenzierung wirkt auch jenseits der Avogadro-Grenze.

Diese beiden Aussagen sind allen Schulen der Homöopathie einschließlich der esoterischen Verfahren gemeinsam, wie sehr sie sich auch sonst in der medizinischen und weltanschaulichen Begründung unterscheiden. Man beachte, daß es sich hier um zwei getrennte Aussagen handelt. Sie könnten jeweils einzeln richtig oder falsch sein. Beide Aussagen widersprechen der heutigen Lehrbuchphysik. Daher würde jede im Fall ihrer Bestätigung die Physik als falsch oder zumindest unvollständig erweisen.

4.6.3 Fragen zur Reinheit und zur Herkunft des Lösungsmittels

Jeder, der einmal ein Chemie-Praktikum absolviert hat, wird angesichts von Potenzierungsstufen wie D6 oder höher fragen: «Wie rein sind Ihre Lösungsmittel?» Wir kennen die Reklame der Brauereien und Brennereien, die darauf hinweisen, ihr Bier oder ihr Schnaps sei so gut, weil sie ein ganz bestimmtes Quellwasser aus tiefen Felsen oder Wasser aus Moorgebieten verwenden. In Deutschland stellt man Alkohol meist aus Roggen oder Kartoffeln her, in anderen Ländern aus Mais, Reis oder Zuckerrohr. Daher enthalten Wasser und Alkohol immer weitere Stoffe. Da diese sowohl erwünscht als auch unerwünscht sein können, bezeichne ich sie nicht mit dem abwertenden Wort «Verunreinigungen», sondern dem neutralen Ausdruck «Nebeninhaltsstoffe». Die Obergrenzen für derartige Stoffe sind im Deutschen Arzneibuch festgelegt;[27] ihre Art darf schwanken. Beispielsweise enthält Wasser in Berlin vorzugsweise Kalk, in anderen Gegenden Deutschlands Eisen.

Wo wurden Wasser und Alkohol aufbewahrt? In Glasflaschen, aus denen sie Silikat lösten, in Steingutkrügen, aus denen sie Blei aufnahmen? Diese Nebeninhaltsstoffe werden beim Potenzieren ebenso geschüttelt wie die Urtinktur. Sie sind spätestens ab D8 in stärkerer Konzentration vorhanden als die Urtinktur. Woher weiß der Alkohol, daß er ein Gedächtnis für Belladonna haben soll, aber nicht für Kartoffeln oder Korn, für Blei und Silizium? Vom Standpunkt des Physikers oder Chemikers müßte also ein Homöopathikum zusätzlich gekennzeichnet werden durch die Angabe: «Potenziert mit Wasser aus dem Müggelsee, destilliert in einer Glasapparatur und Alkohol aus Kartoffeln, destilliert in einer Kupferapparatur.»

4.6.4 Physiko-chemische Einflüsse des Schüttelns

Die Lehrbücher der Homöopathie und das homöopathische Arzneibuch (HAB) gehen davon aus, daß beim Potenzieren tatsächlich nur die physikalischen Prozesse des Schüttelns und Verdünnens ablaufen. Dies muß jedoch keineswegs der Fall sein. Gemäß dem HAB muß das zum Schütteln verwendete Gefäß mindestens $1/3$ Raum für Luft enthalten. Die Medikamentenherstellung findet im normalen Arbeitsraum einer Apotheke statt. Es handelt sich also keineswegs um einen Reinraum nach den heutigen Vorschriften der Halbleiterproduktion.

Wie allen heuschnupfengeplagten Menschen bekannt ist, sind zumindest während der wärmeren Zeit des Jahres Pollen in der Luft. So gelangen die Pollen auch in das Medikament. Spätestens ab D12 dürfte daher der Anteil von Pollen und anderen Schwebstoffen höher sein als der der Urtinktur. Diese werden mitgeschüttelt. Es erscheint zumindest erklärungsbedürftig, weshalb diese Pollen keinen Einfluss auf das potenzierte Medikament haben sollten. Ist beobachtet worden, ob Homöopathika, die im Winter oder auf Helgoland (ohne Pollen) hergestellt wurden, eine andere Wirkung haben als die, die im Sommer in einer Landapotheke angefertigt wurden? Ein Kommentar zum Arzneibuch weist darauf hin, daß Wasser für Injektionszwecke schon nach fünftägigem Stehen in geöffneter Flasche in der Apotheke so stark von Mikroorganismen besiedelt ist, daß es nicht mehr verwendet werden sollte.

4.7 Lösungsvorschläge für die Fragen

Falls Hochpotenz-Homöopathika nachgewiesenermaßen eine Wirkung hätten, würde ich aus heutiger Sicht folgende Lösungsmöglichkeiten, d. h. Änderungen der Physik vorschlagen:

4.7.1 Information (Ordnungszustand) durch Schütteln

Betrachten wir ein Beispiel aus der bekannten Physik, in dem durch Schütteln ein Ordnungszustand erreicht wird: Will man die Feldlinien eines Hufeisenmagneten demonstrieren, legt man ein Stück Pappe über den Magneten und streut Eisenfeilspäne darauf. Es entsteht nur ein undeutliches Bild. Deshalb klopft man leicht gegen die Pappe. Durch diese zugeführte Energie springen die Eisenfeilspäne auf der Pappe hin und her, so daß sie sich entlang der Magnetfeldlinien anordnen und ein deutliches Bild des Magnetfeldes zeigen.

Bei den Magnetlinien erfolgt die Ordnungsbildung durch Zufuhr mechanischer Energie durch die wirkenden magnetischen bzw. mechanischen Kräfte. Dieser Ordnungszustand bleibt dann durch die Reibung zwischen Pappe und Eisenfeilspänen beliebig lange erhalten.

4.7.2 Informationsspeicherung durch Festkörper und Flüssigkeiten

Thorwald Dethlefsen unterscheidet korrekt zwischen Information und Informationsträger mit den Beispielen:

> «Bekomme ich ein Buchexemplar von Goethes ‹Faust›, so genügt dieses eine Exemplar für die Informationsübermittlung. Zehn weitere Bände des gleichen Buches bringen nicht mehr Information. ... Hundert gleiche Visitenkarten sagen nicht mehr über eine Adresse aus als eine einzige.»[28]

Dethlefsen übersieht jedoch eine entscheidende Differenz: Die Bücher des «Faust» und seine Visitenkarte bestehen (ebenso wie das Magnetlinienbild) aus Festkörpern, in denen durch die stabile, zeitlich unveränderliche Anordnung der Atome (der Druckerschwärze auf dem Papier) Informationen gespeichert werden können.

Im Gegensatz dazu haben die Moleküle in der Flüssigkeit, die in der Homöopathie als Lösungsmittel verwandt wird, keine festen Plätze, sondern sie befinden sich in einer ständigen Bewegung, die als Brownsche Molekularbewegung bekannt ist. Ob die weiter unten genannte Strukturbildung eine Informationsspeicherung im Wasser ermöglicht, bleibt abzuwarten. Selbst wenn die Flüssigkeit in Anwesenheit der Urtinktur eine bestimmte Struktur annehmen könnte, bliebe immer noch zu fragen, wie diese Struktur erhalten bleibt, wenn die Urtinktur nicht mehr vorhanden ist und wie die Flüssigkeit zwischen der Urtinktur und den Nebeninhaltsstoffen unterscheiden kann. Die Urtinktur müßte sich gegenüber den Nebeninhaltsstoffen «durchsetzen» können. Von einem solchen «Durchsetzungsvermögen» ist der heutigen Physik und Chemie nichts bekannt.

4.7.3 Succussions-Modell

Es stellt sich damit die Frage, ob durch die Energiezufuhr beim Schütteln die Lösungsmittelmoleküle unter dem Einfluss der Urtinktur eine Ordnung annehmen und über längere Zeit behalten können, die sich in den folgenden Potenzierungen fortsetzt. Nach dem gegenwärtigen Kenntnisstand ist eine derartige Ordnungsbildung in einer Flüssigkeit nicht möglich, weil sich die Flüssigkeitsmoleküle ständig hin- und herbewegen.

Der Begriff «Schütteln» als Verarbeitungsschritt kommt weder im Physiklexikon noch in Römpps Chemielexikon vor. Jeder Chemiker geht davon aus, daß die Eigenschaften einer Lösung durch Schütteln nicht verändert werden. Andernfalls müßte man beim «Kochen» einer Analyse auf die Art des Schüttelns achten. Davon habe ich im Chemie-Praktikum nichts gehört. Sollte jedoch tatsächlich das Schütteln eine Größe erzeugen, die bisher von den Physikern/ Chemikern nicht beachtet wurde, würde sich hier ein ganz neuer Zweig der Physikalischen Chemie eröffnen, den ich als Succussions-Physik bezeichnen möchte (vom lateinischen Wort «succussio», das Hahnemann selbst für das Schütteln verwendet).

4.7.4 Flüssigkristalle

Tatsächlich gibt es Flüssigkeiten, die partiell eine Information speichern können: Die Flüssigkristalle können unter dem Einfluss eines elektrischen Feldes eine Ordnung annehmen, die von außen sichtbar gemacht werden kann. Hierauf beruhen die bekannten Flüssigkristallanzeigen, z. B. in Uhren. Der Leser möge eine solche Anzeige betrachten und dann die Batterie herausnehmen. Er wird sehen, daß in weniger als einer Sekunde die Anzeige verschwunden ist, weil die Moleküle auf Grund der Molekularbewegung ihre Orientierung sofort verlieren.

4.7.5 Wassergedächtnis und kosmische Einflüsse

Ulrich Arndt berichtet über das Gedächtnis des Wassers und die Beeinflussung des Wassers durch kosmische Konstellationen.[29]

«Das noch immer größte Geheimnis des Wassers aber besteht darin, daß es Energie und Informationen aufnehmen, eine Zeitlang speichern und an Pflanzen, Tiere und Menschen wieder abgeben kann. Es hat sozusagen ein ‹Gedächtnis›, das ‹abgerufen› werden kann. ... Am bekanntesten ist dieser Effekt der Speicherung von Informationen sicherlich im Zusammenhang mit den Flüssigpräparaten der Homöopathie. ... Durch das ... ‹Potenzieren› werden ... heilwirksame ‹Informationen› in die Flüssigkeit übertragen. ... Mit Hilfe der Kernspin-Spektroskopie ... wurde mittlerweile auch wissenschaftlich zweifelsfrei bewiesen, daß zumindest salzhaltiges Wasser durch das homöopathische Verschütteln in der Anordnung seiner Moleküle verändert und somit ‹informiert› werden kann. ... Prof. Cyril W. Smith von der Universität Salford, England, gelang jetzt auch der wissenschaftliche Nachweis, daß Wasser auch elektromagnetische Schwingungen speichern und abgeben kann. Diese außergewöhnliche Flüssigkeit [Wasser] ist nachweislich auch ein hochfeiner Sensor für kosmische Energien – für Kräfte, die durch bestimmte Konstellationen von Sonne, Mond und Planeten ausgelöst werden. Prof. Giorgie Piccardi (1895–1972), Leiter des Instituts für Physikalische Chemie an der Universität Florenz ... fand einen Einfluss der Mondphasen, der Sonnenaktivität, der Planetenstellung von Jupiter und Saturn und der Position der Erde auf ihrer Bahn um die Sonne. Nachweislich reagiert es [das Wasser] sogar noch auf unbekannte Planeten-Energien und feinstoffliche Einflüsse. Das wird genutzt, um totes Leitungswasser wiederzubeleben. ... Der Einfluss kosmischer Konstellationen und damit verbundener unbekannter Kräfte auf Wasser konnte auch mit Hilfe von Schwenks ‹Tropfenbildmethode› belegt werden, durch die die physikalische und chemische Qualität der Flüssigkeit sichtbar gemacht werden kann. Entsprechende Experimente wurden am Goetheanum im schweizerischen Dornach, an der Forschungs- und Versuchsanstalt der Stadt Wien und an Schwenks Institut für Strömungswissenschaften in Herrischried, Schwarzwald, durchgeführt.»

Wenn das wahr ist, ist die Physik unvollständig, weil sie Planeten-Energien, ein Wassergedächtnis und eine Wasserbelebung nicht kennt.

4.8 Fragen zu Differenzen innerhalb der Homöopathie

Aus der Literatur und aus Gesprächen mit Homöopathen ist mir bekannt, daß es innerhalb der homöopathischen Lehre durchaus Differenzen zwischen einzelnen Schulen gibt. Die Diskussion dieser Fragen sei den Homöopathen überlassen. Ich gehe auf diese Fragen nur so weit ein, wie es zur Prüfung der Homöopathie in medizinischer oder physikalischer Hinsicht erforderlich ist. Die Probleme müssen vor Durchführung der in Abschnitt 6.2 angegebenen *Tests* geklärt werden, um deren Ergebnisse mit eindeutigen Voraussagen vergleichen zu können.

4.8.1 Wirkung einer Hochpotenz als Nicht-Simile

Kommt ein Patient zum Arzt, hat dieser eine sehr gründliche Untersuchung durchzuführen und danach ein Medikament zu geben, das das Simile sein soll. In vielen Fällen mag der Arzt beim ersten Besuch nicht genau das richtige Simile treffen. Aus der Reaktion des Kranken zieht er beim nächsten Besuch Schlüsse, nimmt ein anderes Medikament und fährt so fort, bis das exakte Simile gefunden ist, das die Heilung bewirkt. Zu der Frage, was geschieht, solange der Arzt noch nicht das perfekt passende Simile gefunden hat, gibt es unter den Homöopathen unterschiedliche Ansichten, die ich als «Resonanz-Theorie» und «Breitband-Theorie» bezeichnen will.

4.8.2 Georg v. Keller und die Resonanz-Theorie

Wenn man einem Kranken ein Hochpotenz-Homöopathikum gibt, das nicht das Simile zur vorliegenden Krankheit ist, dann reagiert er gar nicht, weil die Krankheit nicht in Resonanz mit der Arznei ist. Die Fehlbehandlung hat also auch keine schädlichen Nebenwirkungen; man kann daher ungestört und ohne Gefahr für den Patienten so lange weiter suchen, bis man das richtige Simile findet, das dem Kranken Heilung bringt. Der homöopathische Arzt Georg v. Keller erklärt dieses Vorgehen:

«... [Man kann] die homöopathische Heilweise mit einer fortlaufenden Steuerung, mit einer Navigation vergleichen. Nach einer Positionsbestimmung (Dokumentation) erfolgt die Festlegung des neuen Kurses (Auswertung), dann der Ruderbefehl, beispielsweise ‹Backbord 10› – ‹recht so› (Gewichtung und Repertorisation), schließlich wieder eine Positionsbestimmung. ... Sie [die homöopathische Therapie] ist völlig frei von schädlichen Nebenwirkungen und sie kann ohne weiteres zusammen mit der chemischen Therapie eingesetzt werden. Sie behindert die Wirkung der chemischen Medikamente in keiner Weise, sondern verbessert sie in vielen Fällen. Auf der anderen Seite beeinflußt die chemische Therapie die Wirksamkeit des homöopathischen Heilmittels nicht, denn dieses wirkt nicht chemisch, sondern, wie oben beschrieben, durch Anregung und Wiederherstellung der körpereigenen Selbstheilungskräfte.»[30]

Ob Homöopathika und chemische Mittel nebeneinander eingesetzt werden sollten, sei der Diskussion der Homöopathen überlassen.

4.8.3 Breitband-Theorie

Im Gegensatz hierzu vertreten die meisten der mir bekannten Homöopathen die Ansicht: Wenn man im Stadium des Probierens ein Medikament gibt, das nicht das Simile ist, erzeugt dieses sehr wohl eine (je nach Empfindlichkeit der Patienten mehr oder wenige heftige) Reaktion, da der Patient jetzt eine Arzneimittelprüfung durchführt. Nach Ansicht dieser Homöopathen ist also eine homöopathische Therapie keineswegs nebenwirkungsfrei (also auch nicht immer «sanft»), weshalb der schnellen Ermittlung des richtigen Simile durch den Arzt hohe Bedeutung zukommt, also ein «Probenavigieren» vermieden werden sollte.

In einer Fernsehdiskussion zwischen der CDU-Bundestagsabgeordneten Beatrix Philipp (Mitglied im Gesundheitsausschuss des Bundestages), Johannes Köbberling (stellvertretender Vorsitzender der Deutschen Gesellschaft für Innere Medizin und Mitglied des GWUP-Forschungsrates), dem Präsidenten der Hufelandgesellschaft für Gesamtmedizin, Prof. Dr. Karl-Heinz Gebhardt, und einem Vertreter der Barmer Ersatzkasse ging es um das Gesetz, wonach die Binnenanerkennung für die Kassenzahlungsverpflichtung reichen sollte.[31] Der BEK-Vertreter wies darauf hin, es werde jetzt eine Flut von Sozialgerichtsprozessen geben. Homöopathie und anthroposophisch erweiterte Heilkunst gelten jetzt schon als «anerkannt» und werden von (einigen) Kassen bezahlt. Es kommen nun aber auch noch mehr Therapieverfahren, die auf Anerkennung und Zahlung durch die Kassen drängen. Die Moderatorin fragte immer wieder nach der Bach-Blüten-Therapie.

Köbberling sagte als Argument gegen die Homöopathie: «Was nicht vorhanden ist, kann auch nicht wirken.» Dagegen Gebhardt: «Nehmen Sie heute Abend Sulfur D200 und morgen noch mal, dann . . .» Was dann passieren sollte, war nicht zu verstehen, weil in der emotional aufgeheizten Debatte mehrere Teilnehmer gleichzeitig sprachen. Soweit zu verstehen war, hatte weder Köbberling über eine Krankheit geklagt noch Gebhardt eine Diagnose gestellt – schon gar keine Repertorisierung durchgeführt. Er muß also annehmen, daß ein Hochpotenz-Homöopathikum auch beim Gesunden wirkt (Breitband-Theorie).

Einen homöopathischen Arzt habe ich einmal gefragt: «Angenommen, die Etiketten der Verpackungen von Phosphor D30 und Schwefel D30 sind abgefallen, gibt es dann irgendeine Möglichkeit, diese beiden Substanzen zu unterscheiden?» Er antwortete: «Ganz klar. Wenn für Sie als Krankem Phosphor D30 das richtige Simile wäre, dann sind Sie bezüglich Schwefel D30 ein Gesunder. Wenn Sie also durch die Verwechslung Schwefel D30 bekommen, dann werden Sie das zugehörige Arzneimittelbild entwickeln, z. B. eitrigen Hautausschlag.»

Meines Erachtens hat die Breitband-Lehre den Vorzug, mit Hahnemanns Lehre und der inneren Logik des Systems übereinzustimmen. Hahnemann verlangt (§§ 32, 128, 145, 146, 270 Organon) die Prüfung der Arznei am Gesunden in der Potenz C30. Er erwartet also eine Reaktion des Gesunden bei dieser Hochpotenz (§ 32 Organon). Mehrere Homöopathen haben mir auch versichert, daß bei einem falsch gewählten Medikament (dem Nicht-Simile) in jedem Fall eine Wirkung, also eine Arzneimittelprüfung eintritt, wenn der Patient dieses Mittel mehrfach einnimmt, was als Kumulation der Wirkung bezeichnet wird. Diese Aussage stimmt mit § 276 Organon überein. Sollte dies der Fall sein, wäre es ein klarer Widerspruch zur heutigen Lehrbuchphysik/Medizin, denn nach dieser wirkt ein wirkungsloses Medikament auch dann nicht, wenn es mehrfach genommen wird.

4.8.4 Willibald Gawlik und eine Kunstkrankheit

Im Jahre 1994 hatte ich (siehe Abschnitt 6.2.2) als eine Anwendungs-
möglichkeit der Homöopathie selbst das Beispiel gebildet, die (wirklich oder angeblich) schädigende Wirkung von Amalgamplomben
durch Einnahme von Quecksilber D200 zu beseitigen. Ich hatte das
aus den allgemeinen homöopathischen Prinzipien erschlossen und
als rein hypothetische Annahme betrachtet. Erst später stellte ich
fest, daß Gawlik genau diesen Fall als Beispiel seiner eigenen erfolg-
reichen Therapie anführt [iatrogen = vom Arzt hervorgerufen =
Kunstkrankheit].

> «Iatrogene Schlafstörungen ... Bei Schlaflosigkeit als Folge von Anwen-
> dung von Quecksilbersalben (Praecipitat ®-Salbe) oder als Folge von
> Amalgamplomben. ... Mercurius solubilis Hahnemanni D30–D200. Im
> Abstand von einer Woche 1 Gabe.»[32]

Wenn also Quecksilber in Potenzierungsstufen von D30 bis D200
hilft, ist die Physik unvollständig, weil diese Stufen jenseits der Avogadro-Grenze liegen.

Meine Idee, potenziertes Quecksilber gegen Amalgamplomben zu
verwenden, lag also genau im Rahmen der Homöopathie. Nachdem
ich diese Empfehlung in einem Vortrag in der Technischen Universität diskutiert hatte, haben mehrere Homöopathen in persönlichen
Gesprächen Widerspruch gegen Gawliks Therapie angemeldet. Sie
vertraten dabei die Ansicht, eine Kunstkrankheit wie die Amalgam-
belastung könne gemäß §§ 74–76 Organon nicht durch Homöopathie geheilt werden.

4.8.5 Georg Wünstel und die Arzneimittelprüfung

Der prominente Homöopath Georg Wünstel diskutiert folgende
Fehlerquelle in der homöopathischen Arzneimittellehre:

> «Prüfungen mit starken Verdünnungen oder Hochpotenzen liegt ein lo-
> gischer Fehler zugrunde. Denn: die größere Verdünnung soll ja beim
> Kranken die umgekehrte Wirkung haben, welche die starke Dosis beim
> Gesunden hervorruft. Man kann folglich nicht mit therapeutischen Dosen
> Arzneiversuche am Gesunden anstellen wollen.»[33]

Meines Erachtens müßte Wünstels Einwand eine Grundsatzdebatte
der Homöopathie auslösen.

5. Homöopathieähnliche esoterische Heilverfahren

5.1 Der Begriff «Esoterik»

Die homöopathieähnlichen Heilverfahren, d.h. die Verfahren außerhalb der Hahnemann-Homöopathie, lassen sich unter dem Begriff «esoterische Heilverfahren» zusammenfassen. Auch im Bereich der Parapsychologie sowie der Erdstrahl- und Pendelforschung finden sich Elemente der Esoterik. Daher muß ich den Begriff «Esoterik» erläutern. Eine vollständige Behandlung dieses ungeheuer umfangreichen Gebietes würde weit über den Rahmen und das Ziel dieses Buches hinaus gehen. Ich erläutere den Begriff der Esoterik daher nur so weit, wie es für die hier behandelten Phänomene und Lehren erforderlich ist.

Mit «Esoterik» wurde ursprünglich eine Geheimlehre bezeichnet, die nur einem kleinen, inneren (griech. esoteros = innen) Kreis von Eingeweihten zugänglich war. Die moderne Esoterik ist im Gegensatz dazu keineswegs mehr geheim, sondern wird in zahlreichen Esoterik-Läden, auf Esoterik-Messen, in Büchern, mehreren Zeitschriften – darunter der Zeitschrift «esotera» – sowie über das Internet verbreitet. Meine Ausführungen beziehen sich ausschließlich auf diese veröffentlichte Esoterik. Ich konzentriere mich hier auf die zwei esoterischen Schulen des 20. Jahrhunderts, die nach meiner Beobachtung heute die größte gesellschaftliche Wirksamkeit entfalten und behandle zwei ihrer Aussagen, die für die hier besprochenen Phänomene und Aussagen wichtig sind.

5.1.1 Schulen der Esoterik

Dethlefsen/Dahlke: Ein Gang durch Esoterik-Buchhandlungen zeigt die Bestseller der Schule Dethlefsen/Dahlke. Die Bücher «Schicksal als Chance»[1] bzw. «Krankheit als Weg»[2] erfreuen sich seit Jahren stets neuer Auflagen. Das Buch «Schicksal als Chance» macht programmatisch deutlich:

> «Thorwald Dethlefsen fordert die modernen Naturwissenschaften heraus, indem er ihnen auf der Grundlage der alten Geheimlehren sein esoterisches Weltbild gegenüberstellt. Sein Buch gibt Auskunft über alle grundsätzlichen Fragen der Astrologie, der Homöopathie und der Re-

inkarnation. Durch die Konfrontation des modernen Menschen mit diesem Urwissen kann jedem der Weg zu einem verantwortungsvollen Schicksal gewiesen werden – zur Chance, sein Schicksal verstehen zu lernen und es zu nutzen.»[3]

Dethlefsen fordert heraus; diese Herausforderung nehme ich an.

Rudolf Steiner (1861–1925) war der Begründer der Anthroposophie. Nach seiner Lehre arbeiten mehrere Kliniken (z. B. die Gemeinschaftskrankenhäuser Herdecke und Berlin-Havelhöhe), zahlreiche Kindergärten sowie allein in Berlin-Brandenburg 8 Waldorfschulen.

«Zur Zeit gibt es in Deutschland 165 Waldorfschulen mit rund 70 000 Schülern, weltweit sind es über 550 Schulen. Noch größer ist die Zahl der Waldorfkindergärten, die das kleine Kind auf den Eintritt in das Lernalter vorbereiten.»[4]

Die Weleda-Werke fertigen Arzneien nach Steiners Richtlinien an. Die mit Steiners Lehren arbeitende biologisch-dynamische Landwirtschaft stellt Demeter-Produkte her. Seine Anhänger (weltweit ca. 50 000, in Deutschland 20 000) lassen weder einen Zweifel an ihrer Verehrung für den Begründer der Anthroposophie noch an ihrem Anspruch, weite Bereiche der Wissenschaft und Gesellschaft nach seiner Lehre gestalten zu wollen.

«Der Österreicher Rudolf Steiner ist der größte Esoteriker des 20. Jahrhunderts, bahnbrechend auf dem Gebiet der Menschenkunde, der Karma-Forschung, der spirituellen Kosmologie sowie der okkulten Erforschung des Christentums und der europäischen Geistesgeschichte.»[5]

5.1.2 Aussagen der Esoterik

Wie oben so unten: Ausgangspunkt aller Esoterik ist die Lehre des Hermes Trismegistos. Hermes Trismegistos, zu deutsch der dreifach mächtige Hermes, war ein Priester, der etwa 300 v. Chr. lebte. Daher liest man auch den Begriff «hermetische Philosophie» als gleichbedeutend mit Esoterik. Nach Ansicht der Esoteriker wußte Hermes Trismegistos alles, was man überhaupt wissen kann. Sein Universalwissen formulierte er in 15 Sätzen, die er auf smaragdene Tafeln schrieb (tabula smaragdina). Diese 15 Sätze faßte er schließlich in einem einzigen Satz zusammen, der die Grundlage der Eso-

terik bildet. Der Satz lautet: «Wie oben, so unten.» Thorwald Dethlefsen kommentiert diesen Satz so:

«In diesen fünfzehn Thesen [des Hermes Trismegistos] ist alles Wissen
zusammengefaßt, das dem Menschen jemals zugänglich ist. Der Text
beschreibt die Schöpfung dieses Universums und gleichzeitig die Herstellung des alchemistischen Steins der Weisen. Für den, der diesen Text
ganz versteht, werden alle Bibliotheken überflüssig, denn er besitzt die
ganze Weisheit, ‹daran fehlet nichts, es ist ganz vollkommen› [15. These].
Uns interessiert an dieser Stelle vorläufig nur die These 2: ‹Dasjenige,
welches Unten ist, ist gleich demjenigen, welches Oben ist: Und dasjenige, welches Oben ist, ist gleich demjenigen, welches Unten ist, um
zu vollbringen die Wunderwerke eines einzigen Dinges.› Diese Aussage,
die meist verkürzt mit den Worten ‹wie oben so unten› wiedergegeben
wird, ist der Schlüssel zur hermetischen Philosophie. Dahinter steht
die Annahme, daß überall in diesem Universum, oben und unten, ‹im
Himmel und auf Erden›, im makroskopischen wie im mikroskopischen
Bereich, auf allen Ebenen der Erscheinungsformen die gleichen Gesetze
herrschen.»[6]

Das esoterische Analogieprinzip ermöglicht es dem Esoteriker, die
gesamte Welt des Mikro- und Makrokosmos zu erforschen.

«Ähnlich wie ein Virus als eigenständiger Organismus für unser Vorstel-
lungsvermögen zu klein ist, ist die Entfernung von 10 Millionen Licht-
jahren für unsere Vorstellung zu groß. Wir sind in unserer Erkenntnis
immer auf eine ‹mittlere›, uns als Mensch angemessene Größenordnung
angewiesen. Alles, was darunter und darüber liegt, ist entweder uns nur
noch durch Hilfsmittel oder meist überhaupt nicht mehr zugänglich. Hier
hilft der geniale Schlüssel ‹wie oben, so unten› weiter. Denn dieser Satz
erlaubt uns, unsere Betrachtungen und Erforschungen der Gesetze auf
den uns zugänglichen Bereich zu beschränken, um dann die gemachten
Erfahrungen auf die anderen, uns unzugänglichen Ebenen analog zu
übertragen. Dieses Analogiedenken gestattet es dem Menschen, das gesamte Universum ohne Grenzen begreifen zu lernen. . . . An einer späteren
Stelle werden wir die Anwendung dieser Methode am Beispiel der Astrologie nochmals konkret behandeln.»[7]

Nach dieser Aussage waren alle seit Galilei mit Fernrohr und Mikro-
skop durchgeführten Untersuchungen überflüssig. Der Leser möge
sich fragen, ob er auf diese – auch für die Medizin wichtigen –

Erkenntnisse verzichten möchte. Die heutige Physik lehrt, daß die Phänomene des Makro- und Mikrokosmos sich von den Phänomenen des «uns zugänglichen Bereichs» im Bezug auf Raum, Zeit, Materie und Kausalität grundlegend unterscheiden. Dethlefsens Aussage steht im fundamentalen Widerspruch zur Methode der heutigen Wissenschaft. Die Analogiesetzung von Mensch und Kosmos widerspricht der gesamten heutigen Wissenschaft. Am einfachsten Beispiel gesagt: Ich habe ein Herz und eine Lunge; kein Planet hat ein Herz und eine Lunge. Der Jupiter hat Monde; ich habe keine. Warum sollte ich analog zum Kosmos sein? Der Satz «Wie oben, so unten» ist die erste Grundlage der Esoterik. Die einzelnen Schulen unterscheiden sich darin, wie weit sie in diesen Folgerungen gehen.

Urprinzipien, senkrechtes Weltbild: Die zweite Grundlage der Esoterik ist eine Aussage über die Welt selbst, sie ermöglicht die konkrete, wissenschaftlich-quantitative Anwendung des Analogieprinzips. Danach ist die Welt aus zehn Urprinzipien aufgebaut, die sich in allen Seinsschichten vom Makrokosmos bis hinab zum Mikrokosmos wiederfinden. Daher spricht man auch von einem senkrechten Weltbild. Diese Lehre wird ganz konkret in Beziehung gesetzt zum Periodischen System der Elemente, wie es in der Physik und Chemie gelehrt wird: Alle Materie ist aus den 92 Elemente des Periodischen Systems aufgebaut, sonst wären es keine Elemente. Ebenso besteht jedes Fernsehbild, wie farbig es auch sein möge, aus nur drei Grundfarben, Rot, Grün, Blau, denn mehr Farben kann die Fernsehröhre nicht erzeugen. In gleicher Weise ist nach esoterischer Lehre auch die ganze Welt aus nur zehn Urprinzipien aufgebaut. Dieses Urprinzipiensystem der Esoterik wird am Beispiel der Planeten konkretisiert:

«Wie für das Urprinzipiensystem der Physik und Chemie gilt auch für das noch umfassendere System der Esoterik, daß sich alles ohne Ausnahme aus diesen Bausteinen zusammensetzen muß, sonst wären es keine Urprinzipien. Gäbe es irgend etwas Materielles in dieser Schöpfung, das nicht aus den gut 100 bekannten Atomen bestünde, müßten sie ihren Anspruch, Urprinzipien zu sein, sogleich einbüßen. Ganz entsprechend kann es auch nichts in dieser Schöpfung geben, das nicht auf die zehn übergeordneten Urprinzipien Sonne und Mond, Jupiter und Saturn, Mars und Venus, Merkur, Uranus, Neptun und Pluto zurückgeht. In manchen

Bereichen wie der Farbenlehre ist uns ein Urprinzipiendenken völlig vertraut. Unser Fernsehbild baut sich lediglich aus drei Grundfarben auf, die in unzähligen verschiedenen Mischungen die ganze Vielfalt der Farbigkeit auf den Bildschirm zaubern.»[8]

Das Analogiedenken führt bei Rudolf Steiner zur konkreten Anwendung in der Medizin:

«Diese Dinge werden in der okkulten Medizin auch so bezeichnet, daß man auf die Konstellation der verschiedenen Organe die Bilder der Himmelskörper anwendet: Herz als Sonne, Gehirn als Mond, Milz als Saturn, Leber als Jupiter, Galle als Mars, Nieren als Venus, Lungen als Merkur. (Anmerkung des Herausgebers Otto Wolff: ‹Bei dieser Zugehörigkeit von Planeten zu Organen handelt es sich um ein uraltes Mysterienwissen, das noch in vielen mittelalterlichen Bildern zur Darstellung kommt. Durch die moderne Geistesforschung Rudolf Steiners ist es möglich, diesen Zusammenhang exakt zu studieren und auch auf die einem Organ bzw. Planeten zugehörigen Metalle zu erweitern, was wiederum für die Therapie in der anthroposophisch orientierten Medizin nutzbar gemacht wird›).»[9]

Charakteristisch für die Esoterik ist in Form des senkrechten Weltbildes die Verbindung von Dingen, die im Alltagsverstand und in der heutigen Wissenschaft keinerlei Beziehung zueinander haben, etwa Planeten, Tierkreiszeichen, Körperteile, Elemente, Pflanzen usw. Wenn das alles stimmt, ist nicht nur die heutige Physik unvollständig, sondern die gesamte abendländische Wissenschaft seit Galilei, da sie derartige Verbindungen im Rahmen eines «senkrechten» Weltbildes nicht kennt. Wir werden diese Betrachtungsweise im Rahmen der esoterischen Heilverfahren wiederfinden.

Geist über der Materie: Es ist bekannt, daß zahlreiche Wissenschaftler, Künstler, Sportler, Politiker usw. trotz großer körperlicher Schwierigkeiten hervorragende Leistungen vollbracht haben. Man kann also sagen, sie hätten mit ihrem Willen (Geist) die schwache Materie ihres Körpers besiegt. Insofern herrsche ihr Geist über die Materie ihres eigenen Körpers. Gegen diese Deutung ist aus der Sicht des Physikers nichts einzuwenden.

Entsprechend ihrer Grundaussage «Wie außen, so innen» erweitern aber die Esoteriker diese Erfahrung auch auf den Außenraum und behaupten, der Geist könne auch außerhalb des eigenen

Körpers auf die Materie wirken. Diese Aussage «Geist über der Materie» (englisch: mind over matter) ist die Grundlage vieler parapsychologischer Aussagen. Er steht im perfekten Widerspruch zu meinem psychophysikalischen Hauptsatz (siehe Abschnitt 3.5.2) und würde daher im Falle seiner Bestätigung die Physik in ihren Grundfesten erschüttern.

5.2 Anthroposophisch erweiterte Heilkunst nach Rudolf Steiner

5.2.1 Beispiel für ein Anthroposophikum

Betrachten wir ein in Apotheken frei verkäufliches Präparat, das gegen Erkältungskrankheiten empfohlen wird:

> «Infludo®, Tropfen Zusammensetzung 100 g Tropfen enth.: Aconitum napellus (Planta tota) D3 10 g, Bryonia (Radix) D2 6 g, Eucalyptus (Folium) D2 5 g, Eupatorium perfoliatum (Herba) D2 4 g, Phosphorus D4 10 g, Sabadilla (Semen) D3 10 g, Enthält 64 % Alkohol. Anwendungsgebiete gemäß der anthroposophischen Menschen- und Naturerkenntnis. Dazu gehören: Grippale Infekte, fieberhafte Erkältungskrankheiten.» [10]

Auf den ersten Blick erscheint dieses Präparat wegen der Verwendung der Potenzen von D2 bis D4 als ein Homöopathikum. Bei genauerem Hinsehen zeigt sich jedoch, daß es sich aus folgenden Gründen nicht um ein Homöopathikum nach Hahnemann handeln kann:

1. Im Bereich der Hahnemann-Homöopathie werden nur Präparate mit einem einzigen Wirkstoff hergestellt. Hahnemann hat die Herstellung von Mischpräparaten in § 273 Organon ausdrücklich abgelehnt.

2. Infludo gibt als Anwendungsgebiet «Erkältungskrankheiten» an. Auch dies widerspricht der Hahnemann-Homöopathie, in der die Medikamente niemals eine medizinische Indikation tragen. Diese kann vielmehr erst durch die Repertorisierung festgelegt werden.

3. Der Hinweis: Gemäß der anthroposophischen Menschen- und Naturerkenntnis.

4. Daß die anthroposophisch erweiterte Heilkunst keine Homöopathie im Sinne Hahnemanns ist, sieht man auch daran, daß

die Weleda-Werke ihre Medikamente ausdrücklich zur Selbstmedikation empfehlen. Der Patient wird also nicht etwa aufgefordert, zunächst seine eigenen Krankheitssymptome mit einem Arzneimittelbild zu vergleichen, um so ein Simile zu finden. Repertorien mit Arzneimittelbildern kommen in dieser Selbstmedikation gar nicht vor.

Es handelt sich also nicht um ein Homöopathikum der Hahnemann-Lehre, sondern um ein Anthroposophikum, ein Medikament der anthroposophisch erweiterten Heilkunst nach Rudolf Steiner. Im Bereich der alternativen Medizin nimmt die anthroposophische Medizin einen breiten und eigenständigen Raum ein. Sie gehört neben der Hahnemann-Homöopathie und der Phytotherapie zu den besonderen Therapierichtungen, die im Arzneimittelgesetz aufgezählt sind.

5.2.2 Herstellung und Anwendung der Anthroposophika

Man beachte, daß die Formulierung «gemäß der anthroposophischen Menschen- und Naturerkenntnis» zu einer Frage nach der Anthroposophie geradezu auffordert. Jeder Käufer kann daher wissen, daß die Arzneimittelwahl und -herstellung nicht nach der heutigen naturwissenschaftlich orientierten Medizin, sondern gemäß einer weltanschaulichen Lehre erfolgte, die von ihren Anhängern selbst als esoterisch gekennzeichnet wird.

5.2.3 Wesensglieder des Menschen und spirituelle Kosmologie

Erinnern wir uns (siehe Abschnitt 5.1.1), daß Rudolf Steiner von seinen Anhängern als «der größte Esoteriker des 20. Jahrhunderts» bezeichnet wird. Charakteristisch für die Esoterik ist das Verbinden von Begriffen, die für den Alltagsverstand und für die heutige Wissenschaft keinerlei Zusammenhang haben, wobei im Rahmen einer von den Anthroposophen selbst so genannten «spirituellen Kosmologie» auch Kosmos, Erde und Mensch miteinander verbunden werden: Planeten, Elemente, Körperteile, Pflanzen usw. Dieses Verfahren ist grundlegend für die von Rudolf Steiner entwickelte anthroposophisch erweiterte Heilkunst. Dementsprechend ist diese Heilkunst auch geprägt von der Verbindung des Menschen zum Kosmos. Bestimmend ist ferner die Zuordnung von «Wesenheiten» zu den Elementen der Natur und die Einteilung des Menschen in «Wesensglieder», «physischer Leib», «Äther-Leib», «Astral-Leib» und «Ich». Entsprechend der esoterischen Weltanschauung werden diesen Wesensgliedern Metalle und Planeten zugeordnet. Aus der Verbindung von Krankheiten und Elementen folgt auch der therapeutische Einsatz der Elemente:

> «Das Eisen ist der Regulator des Zusammenhanges zwischen physischem Leib und ätherischem Leib einerseits und astralischem Leib und Ich-Organisation andererseits.»[11] «Hier beginnt die Anschauung von dem astralischen Leib sehr wirklichkeitsgemäß zu werden. Denn bringen wir dem Organismus Blei bei und ist er normal, so drängen wir seinen astralischen und seinen Ich-Organismus aus dem Kopfe heraus. Stecken diese beiden aber zu stark im Kopfe drinnen, und bringen wir ihm dann die entsprechende Dosis Blei bei, so haben wir recht, daß wir die astralische und die Ich-Organisation etwas aus dem Kopfe herausbringen: wir bekämpfen die Sklerose.»[12]

Sollte eine derartige Verbindung zwischen Elementen, Krankheiten und Therapiemöglichkeiten tatsächlich existieren, wären Physik, Chemie und Medizin unvollständig, da sie eine solche Verbindung bislang nicht kennen.

5.2.4 Arzneimittelbegründung aus der anthroposophischen Pflanzenbetrachtung

Verfolgen wir zunächst die Begründung dafür, weshalb «Infludo» Bryonia (die Zaunrübe) enthält. Erinnern wir uns, wie die Begründung lauten müßte, falls Bryonia in der Schulmedizin/Naturheilkunde oder in der Hahnemann-Homöopathie eingesetzt würde: Schulmedizin/Naturheilkunde: «Bryonia enthält einen oder mehrere Stoffe, die gegen Erkältungskrankheiten dadurch wirksam sind, daß sie z. B. die Durchblutung der Schleimhäute fördern. Diese Tatsache wurde durch Untersuchung an Kranken festgestellt». Hahnemann-Homöopathie: «Es wurde festgestellt, daß Bryonia beim Gesunden ähnliche Symptome wie eine Erkältung hervorruft.» Diese Hahnemann-Begründung der Arzneimittelwahl wird von Steiner ausdrücklich abgelehnt.

> «... Die Indikationen und die Anwendung dieser Heilmittel erfolgt aber nicht, wie in der Homöopathie auf Grund der Ähnlichkeit des Arzneimittelbildes, sondern auf Grund des Wesensbildes, das sich aus dem

Studium der Substanz beziehungsweise der Pflanze und des Krankheitsbildes ergibt.»[13]

Völlig anders ist daher die Begründung der Arzneimittelwahl in der anthroposophisch erweiterten Heilkunst:

«Es ist eine geniale Entdeckung Rudolf Steiners, wenn er sagt, eine Pflanze sei dann Heilpflanze, wenn sie in irgendeiner Weise, sei es physiologisch und/oder morphologisch, eine Verzerrung, Verzeichnung, Abnormalität aufweise, wenn also die harmonische Dreigliederung von Wurzel-Blatt-Blüte/Frucht gestört sei. Die harmonisch dreigegliederte Pflanze ist keine Heilpflanze! Bei ihr können wir – als Hilfsmaßstab – nur das Verhältnis Wurzel:Blatt:Blüte mit 1:1:1 angeben.[14]

Die Zaunrübe aber macht den «Blüten-Fruchtprozeß» bereits unter der Erde durch, so daß für die wirklichen Blüten und Früchte kaum noch etwas übrig bleibt! Das Verhältnis der drei Funktionsbereiche Wurzel:Blatt:Blüte/Frucht könnte hier mit 5:1:1 angegeben werden. Diese Wurzelabnormität deutet in Richtung Heilkraft: die Wurzel der Bryonia wird zu Heilmitteln verwendet. Jetzt kommt die zweite Erkenntnis der geisteswissenschaftlichen Betrachtung. Die Beziehung Pflanze-Mensch sieht so aus, daß Wurzelprozesse den Kopfprozessen, Blütenprozesse den Stoffwechselvorgängen und Blattprozesse den rhythmischen Abläufen im Menschen entsprechen. Der Mensch ist eine umgekehrte Pflanze, oder anders gesagt: im Menschen steckt – prozessual gesehen – eine umgekehrte Pflanze!»

Es wird also gar nicht der Versuch gemacht, die Wirkung von Heilpflanzen aus einer Erfahrung durch Experimente an kranken oder gesunden Menschen zu begründen, sondern die Zuordnung geschieht durch eine «Pflanzenbetrachtung», die hier beispielhaft an Bryonia dargestellt wurde, wie sie inzwischen an Hunderten von Pflanzen durchgeführt wurde.

5.2.5 Arzneimittelbegründung aus dem anthroposophischen Menschenbild

«Es gehört zu den Grunderkenntnissen der anthroposophischen Geisteswissenschaft, daß Mensch und Natur eine gemeinsame, durchschaubare Entwicklung durchgemacht haben und daß somit eine *erkennbare Wesensverwandtschaft zwischen dem Menschen und den Naturreichen* besteht. ... Es gibt keine Materie und schon gar nicht belebte Substanz ohne die zugrundeliegende Geistigkeit, die ihrerseits genauso differenziert ist wie die Materie. Studiert man in dieser Weise die Natur, dann offenbaren sich Zusammenhänge zwischen bestimmten Pflanzen, Mineralien oder Metallen und menschlichen Organen und Prozessen ... zum Beispiel der Zusammenhang zwischen dem Gold und dem Herzen, oder dem Eisen und der Galle, aber auch zwischen Pflanzen und Organen, wie Löwenzahn – Leber und andere. Der Mensch ist der ganzen Natur verwandt. Er hat sie in sich, er ist als Mikrokosmos ein Abbild des Makrokosmos, der in die kleine Welt gleichsam sein Petschaft gedrückt hat.»[15]

Nach dem Analogieprinzip gibt es eine Entsprechung des Mikro- und des Makrokosmos. Es kommt aber nicht nur darauf an, daß diese Analogie besteht, sondern auch darauf, daß ein Mensch diese Analogie erkennen kann. Somit ergibt sich die Frage, auf welche Weise ein Mensch seine Analogien im Kosmos erkennen und mit ihnen Verbindung aufnehmen kann. Rudolf Steiner beantwortet diese Frage, indem er konkret auf den Stickstoffgehalt des Menschen verweist:

«Von ganz besonderer Wichtigkeit ist dann, zu beachten, was als Stickstoffartiges in dem Menschen lebt, der *Stickstoff* selber und seine Verbindungen. Daß der Mensch Stickstoff in sich hat, das macht ihn dazu fähig, daß er immer gewissermaßen dem Weltenall offenbleiben kann. ... Dadurch, daß der Mensch Stickstoff in sich hat oder Körper, die den Stickstoff enthalten, spart sich gewissermaßen die Gesetzmäßigkeit der Organisation überall aus: längs der Stickstofflinien hört der Körper auf, seine eigene Gesetzmäßigkeit geltend zu machen. Und dadurch kann die kosmische Gesetzmäßigkeit überall herein ... Längs der Stickstofflinie im menschlichen Körper macht sich das Kosmische im Körper geltend. Sie können sagen: So viel in mir der Stickstoff tätig ist, so viel arbeitet der Kosmos bis zu dem fernsten Stern in mir. Was in mir an Stickstoffkräften enthalten ist, das führt die Kräfte des ganzen Kosmos in mich herein. Wäre ich nicht ein stickstoffhaltiger Organismus, so würde ich mich gegen alles verschließen, was aus dem Kosmos hereinkommt.»[16]

Wenn diese Aussage richtig ist, sind Physik und Medizin unvollständig, da sie eine solche Funktion des Stickstoffs nicht kennen. Steiner kann sich hier auch nicht auf das oben genannte uralte Mysterienwissen berufen, da der Stickstoff erst seit etwa 250 Jahren bekannt ist.

5.2.6 Vegetabilisierung eines Metalls

Die «Vegetabilisierung eines Metalls» erfolgt durch die Verbindung einer Pflanze und eines Metalls, die zueinander eine «wesensmäßige Beziehung» haben, z. B. Großer Brennessel (Urtica dioica) und Eisen. Ein Brennessel-Beet wird mit einer speziell hergestellten Eisenverbindung gedüngt. Am Jahresende werden die Brennesseln kompostiert. Mit diesem Kompost wird das Beet im nächsten Jahr gedüngt. Dieser Vorgang wird drei Jahre lang durchgeführt.

> «... Ein solches Verfahren, das ebenfalls auf Rudolf Steiner zurückgeht, ist zum Beispiel das Aufschließenlassen eines Minerals oder Metalls durch die Pflanze. Diese wird mit dem betreffenden Metallsalz gedüngt und später kompostiert. Der Vorgang wird wiederholt. Dadurch können die Metalle nicht nur aktiviert, das heißt den Lebensvorgängen angenähert werden, sondern sie werden durch die Pflanze als «*vegetabilisiertes Metall*» an den Ort oder das Organ gelenkt, zu dem die Pflanze eine Beziehung hat. Präparate dieser Art sind zum Beispiel Urtica Ferro culta und Cichorium Stanno cultum (Hersteller Weleda). Die Auswahl der Pflanze richtet sich auch danach, inwieweit sie eine wesensmäßige Beziehung zu dem Metall haben, das aufgeschlossen werden soll.»[17]

Sollte ein Metall «vegetabilisiert» werden können, steht das im direkten Widerspruch zu einem Kernsatz der heutigen Physik, der Identität gleichartiger Atome (siehe Abschnitt 2.1.2). Die Identitäts-Eigenschaft der Atome konnte Steiner noch nicht kennen, wohl aber seine heutigen Anhänger. Da vegetabilisierte Metalle auch heute von den Weleda-Werken hergestellt werden, wäre eine Erklärung des Goetheanums hilfreich. Wenn ein Metall eine «wesensmäßige Beziehung» zu einer Pflanze hat, sind Physik und neuzeitliche Wissenschaft unvollständig, da sie den Begriff «Wesen» nicht kennen.

Die bei jedem Anthroposophikum immer gleichbleibend angegebene Begründung «gemäß der anthroposophischen Menschen- und Naturerkenntnis» ist akzeptabel, solange sie sich nur an den Kreis der Mitglieder der Anthroposophischen Gesellschaft wendet. Ich empfinde diese Begründung jedoch als unbefriedigend, wenn die Präparate frei verkauft werden und insbesondere dann, wenn sie von einer gesetzlichen Kasse bezahlt werden sollen. Hier erwarte ich mehr Transparenz, d. h. eine Offenlegung der medizinrelevanten Kriterien, die aus der anthroposophischen Lehre abgeleitet werden.

Wir haben somit die Lage, daß eine Krankenkasse Präparate bezahlt, für deren Begründung das Goetheanum ein Interpretationsmonopol hat, ohne wissenschaftlich kontrolliert oder demokratisch legitimiert zu sein. Das finde ich erstaunlich.

5.3 Kosmologie nach Rudolf Steiner

Wie oben zitiert, ist Rudolf Steiner «bahnbrechend auf dem Gebiet der Menschenkunde sowie der spirituellen Kosmologie». Die folgenden Beispiele zeigen, wie diese Lehre heute praktisch angewendet wird.

5.3.1 Mondeinfluß und Pflanzenwachstum

«Dr. Hartmut Spiess, der eine Habilitationsschrift zum Thema des Mondeinflusses auf das Pflanzenwachstum verfaßt hat,[18] ist am Institut für biologisch-dynamische Forschung in Bad Vilbel tätig. Auf dem biologisch-dynamisch bewirtschafteten Dottenfelderhof hat er über mehrere Jahre Getreide und Gemüse in Feld-, Garten- und Gefäßversuchen angebaut. Er konnte naturwissenschaftlich belegen, daß drei Hauptrhythmen des Mondes – der zu- und abnehmende Mond, seine Stellung zum Himmelsäquator und seine Erdferne und Erdnähe – das Wachsen und Gedeihen von Kulturpflanzen beeinflussen.»

«... Einheitlich positiv reagierten Pflanzen, die bei der Erdnähe des Mondes gesät wurden. Bezüglich der zu- und abnehmenden Mondphasen zeigten verschiedene Pflanzenarten erhebliche Unterschiede. So erreichten die Möhrenerträge ihr Maximum bei den Aussaaten vor der Vollmondstellung, bei zur gleichen Zeit gepflanzten Kartoffeln jedoch wurden die geringsten Erträge geerntet. ... Die ausgeprägteste Wirkung zeigt sich bei Möhren, gefolgt von Radies und Buschbohnen. ... Bezüglich Haltbarkeit und Saatgutvitalität ergaben sich bei den Versuchen signifikante Unterschiede, und im Mittel von drei Jahren konnten durch die Berücksichtigung der Mondstellung Mehrerträge von immerhin 15 bis 20 Prozent erreicht werden.»[19]

Diese Aussagen sind wissenschaftlicher Natur, denn sie sind falsifizierbar. Mehrerträge von 15 bis 20 Prozent sollten im *Test* durch die landwirtschaftlichen Forschungsinstitute der Max-Planck-Gesellschaft und Bundeslandwirtschaftsminister nachweisbar sein. Im

Falle der Bestätigung wäre die Physik vor große Schwierigkeiten gestellt, hierfür eine Erklärung zu finden.

Die Bedingungen für den *Test* sind geradezu ideal: Die Aussagen liegen quantitativ-wissenschaftlich vor; es bestehen nicht nur keine ethischen Bedenken, sondern die Steigerung landwirtschaftlicher Erträge (ohne Chemikalien!) ist emotional und politisch positiv besetzt. Es geht um «Brot für die Welt». Die Untersuchungen hätten dazu den Vorteil geringer Kosten, da die Felder und Pflanzenkulturen bereits vorhanden sind. Hubert Markl oder Detlev Ganten brauchten nur durch ihre Experten für Landwirtschaft, Astronomie und Statistik die Versuchsprotokolle prüfen zu lassen.

5.3.2 Kosmische Kräfte, Rinderhorn und Information

Die Weleda-Werke verwenden für die Herstellung ihrer Medikamente nicht Kräuter, die sie irgendwo einkaufen, sondern sie lassen diese in einem eigenen landwirtschaftlichen Betrieb anbauen, der nach den Richtlinien Rudolf Steiners geführt wird. Brigitte Stucki, Redakteurin der Weleda Nachrichten, interviewte den Agraringenieur Michael Straub, der den Weleda-Heilpflanzengarten in Wetzgau oberhalb Schwäbisch Gmünd leitet.[20]

> *Stucki*: «Hornmist- und Hornkieselpräparate werden in Hörner eingefüllt und darin reifen gelassen. Weshalb Hörner und nicht zum Beispiel Keramikgefäße?»
> *Straub*: «Daß man ein Horn verwendet, hängt mit Angaben von Rudolf Steiner im ‹Landwirtschaftlichen Kurs› zusammen. Das Horn des Rindes hat eine ganz bestimmte Funktion, indem es als Spiegelungsorgan für kosmische Kräfte wirkt.»
> *Stucki*: «Die Präparate werden vor dem Ausbringen lange gerührt. Was hat das für einen Sinn?»
> *Straub*: «Wir rühren die Präparate sechzig Minuten lang. So lange braucht man natürlich nicht, um die Inhalte stofflich zu vermischen. Doch stellen diese sechzig Minuten eine kosmische Zeiteinheit dar: Während des Rührens – eine fast meditative Tätigkeit –, im Wechsel zwischen Chaos und Ordnung, können wir die Information, die der Kiesel mitbringt, an das Wasser weitergeben, und durch das Ausbringen des Präparats geben wir sie an die Pflanze weiter.»

Wenn das stimmt, ist die Physik unvollständig, da in ihrer Vierkräftelehre kosmische Kräfte nicht vorkommen und sie keine «Kiesel-

Information» kennt. Überdies sind Physik, Chemie und Biologie unvollständig, weil sie die Weitergabe einer «Kiesel-Information» an Wasser, die Speicherung dieser Information im Wasser und eine Spiegelungsfunktion der Rinderhörner nicht kennen.

Bei einem *Test* müßte zunächst Michael Straub erklären, woran er das Wirken kosmischer Kräfte erkennt. Dann ist im Doppelblindversuch die Wirkung dieser Kräfte und ihre unterschiedliche Beeinflussung durch Rinderhörner, Keramikgefäße und den Rührprozeß zu prüfen.

5.3.3 Wesensglieder des Menschen und Planeten

Das Geistige im Weltall zeigt sich konkret in der Zuordnung der Wesensglieder des Menschen zu den Planeten:[21]

«Bekanntlich ist mittlerweile die Astrologie weithin eine Verbindung mit C. G. Jungs psychologischen Theoremen eingegangen. Eine Vermengung hiermit wird auf anthroposophischem Feld schon deswegen kaum eintreten, weil Rudolf Steiner selbst Grundlagen für eine anthroposophische Psychologie gegeben hat, die eindeutige Ansätze in Richtung der Astrologie erkennen lassen. Diese psychologische Menschenkunde Rudolf Steiners geht bemerkenswerter Weise von einem aristotelischen Grundkonzept in trichotomischer Gliederung aus. ... Damals formulierte Rudolf Steiner folgende Zusammenhänge zwischen den einzelnen Wesensgliedern des Menschen und den im astrologischen Sinn verstandenen Planeten:

Geistesmensch	Neptun
Lebensgeist	Uranus
Geistselbst	Saturn
Bewußtseinsseele	Jupiter
Gemüts- und Verstandesseele	Mars
Empfindungsseele	Venus
Empfindungsleib	Merkur
Ätherleib	Mond
physischer Leib	Sonne

Wenn das zutrifft, sind Physik, Medizin und Psychologie unvollständig, weil sie eine solche Zuordnung nicht kennen. Durch den Hinweis auf die aristotelische Trichotomie (Dreiteilung) wird der Eindruck erweckt, diese Aufteilung in neun Wesensglieder und neun

Planeten sei naturgegeben und damit vollständig. Fünf Jahre nach Steiners Tod wurde der Pluto entdeckt. Es wäre interessant, vom Goetheanum zu erfahren, wie nun eine Aufteilung des Menschen in zehn Wesensglieder und deren Zuordnung zu zehn Planeten erfolgt.

6. *Tests* der Homöopathie, Politik und Krankenkassen

6.1 Bisherige *Tests* der Homöopathie

Nach all den Fragen, die sich in bezug auf die Homöopathie stellen, wird der Leser wissen wollen, ob denn die Wirksamkeit der Homöopathie nicht schon längst geprüft und entschieden worden sei. Doch jeden, der sich nicht näher mit dem Gebiet befaßt hat, wird überraschen: Es gibt auch über 200 Jahre nach der Einführung der Homöopathie keine klare und allgemein akzeptierte Antwort auf diese Frage. Die Beantwortung der Frage hängt davon ab, wen man fragt: Alle Homöopathen sind nicht nur der Ansicht, daß ihre eigenen Therapien erfolgreich sind, sondern daß auch ganz allgemein die Wirksamkeit der Homöopathie nach wissenschaftlichen Standards bewiesen sei.

Fragt man dagegen die nichthomöopathischen Mediziner, so behaupten diese, alle von den Homöopathen im Binnenkonsens durchgeführten wissenschaftlichen Studien seien methodisch fehlerhaft und daher nicht aussagekräftig.

> «Nach Meinung von Fachleuten ... ist die Qualität vieler Studien zum Wirksamkeitsnachweis von Homöopathika unzureichend. Es ergeben sich daher insgesamt nur wenig wissenschaftlich stringente Belege für Wirkung und Wirksamkeit homöopathischer Arzneimittel (14 Seiten Literatur).»[1]

In neueren Arbeiten bezweifeln Strubelt und Claussen[2,3] die Erfolgsberichte der Homöopathen und weisen darauf hin, daß bisher keine der Wirksamkeitsprüfungen mit positivem Ausgang von einem anderen Arbeitskreis reproduziert werden konnte.

6.1.1 Europäische Homöopathie-Untersuchung

Der Europarat hat beschlossen, zu fragen, ob Homöopathie funktioniert. Dabei hat er aus den Erfahrungen der Vergangenheit gelernt. Es ist bekannt, daß nach jeder Studie, die die Unwirksamkeit der Homöopathie feststellt, die Homöopathen entgegnen: «So darf man die Frage aber nicht stellen!» Daher hat der Europarat nicht einfach eine weitere Studie der bekannten Art in Auftrag gegeben, sondern eine Studie darüber, welche Frage man denn den Homöopathen stellen dürfe. Zu diesem Zweck wurde eine internationale Kommission eingesetzt, bestehend aus Medizinern, Pharmazeuten, Statistikern, Epidemiologen, Methodologen usw. Vorsitzender dieser Kommission war der Berliner Professor Georges Fülgraff. Die Kommission erhielt den Auftrag, innerhalb eines Jahres herauszufinden, wie die Homöopathen zu fragen seien.

«Den Spuren auf der Spur. EU will Homöopathie wissenschaftlich erforschen lassen. Eine internationale und interdisziplinäre Expertengruppe hat jetzt ein fünfbändiges Gutachten für die Kommission der Europäischen Union fertiggestellt, in dem die Bedingungen für die wissenschaftliche Erforschung der Homöopathie definiert und im einzelnen beschrieben werden. (Bei der Kommission nach Drucklegung erhältlich, über Dr. G. N. Fracchia, DG XII E/4, Square de Meeus 8, 1040 Brüssel.) Die Gruppe bestand aus forschungserfahrenen, homöopathischen Ärzten, klinischen Forschern, Pharmakologen und Methodikern unter Leitung des Berliner Gesundheitswissenschaftlers und Pharmakologen Georges Fülgraff. ... Sie sollte feststellen, ob Homöopathie der Forschung überhaupt zugänglich ist, die Widerstände analysieren, methodische Probleme erörtern und Leitlinien für Wirksamkeitsprüfungen entwickeln.
... Eine Analyse der bisher vorliegenden Studien habe ergeben, daß sie fast alle methodisch unzulänglich waren und sich damit keine über den Placeboeffekt hinausgehende Wirkung einwandfrei nachweisen läßt, liest man in dem Bericht. Die Expertengruppe hält aber Wirksamkeitsprüfungen für machbar, die zugleich den Eigenarten des komplexen homöopathischen Verfahrens und den wissenschaftlichen Ansprüchen an eine saubere Studie gerecht werden. Sie erarbeitete sogar schon Leitlinien für die Methodik und das Protokoll solcher Wirksamkeitsstudien – das Herzstück des Berichts. Die Experten erwarten, daß diese Hilfen dazu beitragen, die Qualität der homöopathischen Forschung zu verbessern und deren Ergebnisse für Anhänger wie Gegner akzeptabel zu machen.»[4]

Ob Studien auf der Grundlage dieses fünfbändigen Gutachtens durchgeführt werden, ist mir nicht bekannt.

6.1.2 Grundsatzfrage

Die Prüfung der Homöopathie als medizinischem Heilverfahren ist sehr schwer, zeitraubend und von ethischen Bedenken belastet. Daher hat es nicht an Versuchen gefehlt, das Homöopathikum selbst als Substanz zu prüfen. Wenn ein Homöopathikum beim Kranken eine Heilwirkung hervorrufen soll, muß es selbst bestimmte Eigenschaften besitzen, die es von einem Placebo unterscheiden. Diese sollten sich auch in physikalisch-chemischer Hinsicht nachweisen lassen. Dabei werden zwei Fragen geprüft: Hat das Potenzieren eine andere Wirkung als das Verdünnen und haben Homöopathika jenseits der Avogadro-Grenze überhaupt noch eine Eigenschaft, die von der Urtinktur abhängt? Aus der Literatur und durch meine Diskussionen mit Homöopathen habe ich zwei unterschiedliche Standpunkte kennengelernt:

6.1.3 Ein Homöopathikum ist nicht physikalisch prüfbar

Durch das Potenzieren entsteht eine geistartige Kraft, die beim Patienten auf dessen Lebenskraft wirkt (§ 269 Organon). Diese geistartige Kraft kann von Physikern nicht gemessen werden, weil ihre Geräte und ihre Art der Fragestellung prinzipiell diese Kraft nicht messen können. Sie wirkt natürlich nur auf den Patienten, weil dieser als Mensch Lebenskraft hat. Diese Antwort muß ich akzeptieren, wenn ich auch frage, wie eine derartige Kraft an das Lösungsmittel gebunden sein und sich fünf Jahre lang in einer Flasche halten kann.

6.1.4 Die Homöopathika sind physikalisch prüfbar und geprüft

Über die Untersuchungen physikalischer Eigenschaften der Homöopathika hat Otto Weingärtner ein zusammenfassendes Buch geschrieben.[5] Er berichtet über eigene und fremde Versuche, bei denen folgende Eigenschaften untersucht wurden: Hefezellen nach Bestrahlung mit 42 GHz (S. 23), pH-Messungen (S. 35), Kristallisationsversuche (S. 36), dielektrische Eigenschaften (S. 38), Oberflächenspannung (S. 41), Absorptionsspektren (S. 45), Raman-Laser-Spektren (S. 47). In keinem Falle konnte eine Einprägung der Urtinktur in die Hochpotenz zweifelsfrei nachgewiesen werden.

Georges Vithoulkas geht davon aus, daß die physikalische Prüfung der Homöopathika möglich ist und in Kürze erfolgreich beendet sein wird.[6]

«Die Fakultät für Elektrotechnik führt derzeit in meinem Auftrag eine Forschungsstudie mit homöopathischen Mitteln durch, bei der die Differenz im elektrischen Potential von Substanzen gemessen wird. ... Es wird elektrischer Strom durch homöopathische Tropfen hindurchgejagt, und an dem Widerstand läßt sich erkennen, daß der Widerstand der

Moleküle des potenzierten Heilmittels anders ist als der Widerstand reinen Wassers. . . . Es scheint einen wesentlichen Unterschied zu geben, einen Unterschied in der molekularen Struktur.»

Zu dieser physikalischen Messung ist zu bemerken, daß nicht der Widerstand des potenzierten Heilmittels mit dem reinen Wassers verglichen werden darf, sondern der des potenzierten Heilmittels mit dem des potenzierten Wassers. Beim Potenzieren geraten Luft und die in ihr enthaltenen Bestandteile in das Wasser und es werden Stoffe aus der Wand des Schüttelgefäßes herausgelöst. Beispielsweise enthält Luft immer Kohlendioxid und (zumal im oft smogbelasteten Athen) Schwefelverbindungen. Beide bilden in Wasser Säuren, so daß der elektrische Widerstand gegenüber reinem Wasser herabgesetzt wird. Zugunsten von Vithoulkas nehme ich an, daß er bzw. die Elektrotechniker diese Tatsachen berücksichtigt, auch wenn dies in einem Zeitungsinterview nicht erwähnt wurde. Das Ergebnis der Untersuchung bleibt abzuwarten.

Vielfach wird behauptet, in den Homöopathika existiere eine elektromagnetische Schwingung, die die Information über die Urtinktur trage. Nach Dethlefsen[7] sollen sich Homöopathika durch Frequenzen im kHz-Bereich unterscheiden. Dethlefsen spricht von einer Modulation der Urtinktur-Information in das Lösungsmittel.

«. . . Über bestimmte Vorrichtungen, die über die Anordnung von Frequenzpässen durchgeführt wird, läßt sich heutzutage nachweisen, daß ein homöopathisches Arzneimittel eine Information besitzt, die sich technisch in elektromagnetischer Form darstellen läßt. Und so konnte gezeigt werden, daß die Figürlichkeit der jeweiligen elektromagnetischen Schwingung abhängig ist von der Art des Arzneimittels. D. h. Phosphor hat eine andere figürliche Schwingung wie z. B. Lachesis oder Belladonna. Aber die *Frequenz* dieser Schwingung ist abhängig von der Potenzhöhe. Und so schwingt eine D6 etwa im Bereich zwischen 270 und 370 Hz. Eine C200 schwingt bereits im Bereich von 9000 bis 10 000 Hz.»

Der Ausdruck «Figürlichkeit» für elektromagnetische Schwingungen ist ungewöhnlich. *Vermutlich* meint Dethlefsen die graphische Darstellung der Frequenz-Amplituden-Verteilung, die von verschiedenen Frequenzpässen erzeugt wird. Daß im Niederpotenz-Bereich verschiedene Arzneimittel unterschiedliche derartige Verteilungen erzeugen können, wäre im Rahmen der bisherigen Physik vielleicht erklärbar. Die wesentliche Aussage ist jedoch, daß die Frequenz im Hochpotenz-Bereich mit der Potenzhöhe ansteigen soll. Dies ist im Rahmen der bisherigen Physik nicht erklärbar und würde daher im Falle der Bestätigung eine tiefgreifende Änderung der Physik/Pharmakologie/Elektrotechnik erzwingen.

Elektromagnetische Schwingungen sind in der Physik sehr gut bekannt. Die zugehörige Meßtechnik ist von den Hochfrequenz-technikern und Spektroskopikern zu hoher Präzision und Empfindlichkeit entwickelt worden; sie steht in allen Universitäten zur Verfügung. Dethlefsens Aussagen sollten daher leicht prüfbar sein. Hubert Markl und Detlev Ganten könnten wissen oder darüber informieren, ob ein solcher Vorgang auf Grund bereits bekannter Daten ausgeschlossen werden kann oder ob er nur nicht gefunden wurde, weil man nach einem als unmöglich geltenden Phänomen nicht gesucht hat.

6.1.5 Zusammenfassende Stellungnahme der DHU

Der bekannteste Hersteller homöopathischer Arzneimittel, die Deutsche Homöopathie Union (DHU), gibt einen Überblick über die Pro- und Contra-Diskussion der Homöopathie und faßt den Forschungsstand so zusammen:[8]

«Die Zahl der . . . Publikationen auf diesem Feld ist so groß, daß man nur noch mit Mühe den Überblick behält. Mittlerweile gibt es jedoch eine Reihe von Übersichten, die den Einstieg in die Thematik erleichtern. (z. B.[9,10,11,12,13]). Einige der dort referierten Arbeiten sind überzeugend, andere weisen zum Teil erhebliche Mängel auf. Meist handelt es sich um methodische Probleme wie zu geringe Fallzahlen oder Fehler bei der statistischen Auswertung. Nur sehr wenige Versuchsansätze wurden zudem von unabhängigen Forschern reproduziert. Klinische Studien, die mit homöopathischen Medikamenten durchgeführt werden, . . . werden sowohl innerhalb als auch außerhalb der Homöopathie sehr kontrovers diskutiert.[14,15] Bei der Beurteilung der Forschungssituation darf man nicht vergessen, wie schmal die Ressourcen der Homöopathie-forschung sind. Erst in jüngster Zeit konnten Forschungsprojekte begonnen werden, bei denen eine angemessene finanzielle und personelle Ausstattung vorhanden war. Gute materielle Voraussetzungen sind aber allein noch keine Garantie für eine qualitativ hochstehende Forschung. Nur wenn sinnvolle Fragestellungen mit adäquaten Methoden untersucht werden, können sich aus den Aktivitäten wesentliche Erkenntnisse ergeben.»

So ist festzustellen, daß für keine einzige Hochpotenz-Substanz ein zweifelsfrei gesicherter Wirkungsnachweis bekannt ist, sondern auf die Notwendigkeit weiterer Forschung verwiesen wird. Es besteht daher kein Grund, die Physik als bereits falsifiziert anzusehen. In der Forderung nach weiterer Forschung sind wir uns einig.

6.2 Eigene Vorschläge für *Tests* der Homöopathie

Tests der hier beschriebenen Art dürfen nicht von Laien durchgeführt werden! Es handelt sich um Versuche an Menschen, die nur nach juristisch-medizinischer Genehmigung und Kontrolle durch eine Ethik-Kommission durchgeführt werden dürfen.

6.2.1 Grundsatzfrage der *Tests*

Es ist wesentlich, ob die Resonanz- oder Breitbandtheorie (siehe Abschnitt 4.8) getestet werden soll. Die Resonanztheorie ist praktisch nicht überprüfbar, weil bei einem Mißerfolg der Homöopath immer behaupten kann, der Kranke habe nicht die passende Krankheit gehabt oder die Repertorisierung sei fehlerhaft gewesen. Damit ist die Resonanztheorie gegen eine wissenschaftliche Überprüfung immunisiert. Dagegen ist die Breitbandtheorie prinzipiell gut überprüfbar.

6.2.2 *Test* der Urprinzipien-Homöopathie nach Thorwald Dethlefsen

Mein erster *Test*-Vorschlag bezieht sich auf die Urprinzipien-Homöopathie nach Thorwald Dethlefsen, da dieser eine konkrete, quantitativ prüfbare Angabe macht. Er schreibt:

«Der Homöopath, dessen schwierige Aufgabe es ist, herauszufinden, an welchem Urprinzip der Kranke erkrankt ist, gibt ihm das fehlende Urprinzip als Arznei, das zwar aus dem Makrokosmos stammt, aber durch die Potenzierung erlöst und so in die nichtmaterielle Form zurückverwandelt wurde. Der Kranke bekommt, was ihm fehlt. Diese Information sorgt dafür, daß im körperlichen Bereich das stofflich und giftig gewordene Urprinzip ausgeschieden wird. Man kann diese Ausscheidung experimentell messen: Bekommt ein Patient eine Gabe Sulfur D200 (Schwefel); so scheidet sein Körper plötzlich ungefähr sechshundertmal soviel Schwefel aus, als dies normal üblich ist – bis zu 5,76 Gramm täglich.»[16]

Hierauf gründet sich mein Vorschlag:

«Dieser Effekt sollte leicht und schnell prüfbar sein, indem Versuchspersonen doppelblind Sulfur D200 gegeben wird. Diese Prüfung wäre insbesondere deshalb sehr aussagekräftig, weil die Versuchspersonen die Ausscheidung des Schwefels nicht erkennen und daher auch nicht willentlich beeinflussen können. Ich bin gerne bereit, an diesem Versuch teilzunehmen. Es müßte ein Triumph der Homöopathie sein, wenn ich als Skeptiker am eigenen Leibe erführe, daß eine von mir als wirkungslos angesehene Substanz einen so deutlichen Effekt zeigte. Darüber hinaus wäre in sinngemäßer Anwendung von Dethlefsens Ausführungen folgende Anwendung gegeben: Es ist bekannt, daß die Amalgam-Zahnfüllungen in jüngster Zeit als Verursacher von Quecksilbervergiftungen stark umstritten sind. Die alternativen Goldfüllungen sind wegen der immensen Kosten schwer durchsetzbar. Im Sinne von Dethlefsen schlage ich daher vor, den Trägern von Amalgam-Füllungen (auch mir) Quecksilber D200 zu geben, um das im Körper angesammelte Quecksilber auszuscheiden. Diese Therapie wäre von großem gesundheitlichen Nutzen und würde dem Gesundheitssystem Einsparungen in Milliardenhöhe bringen.»[17]

Bisher ist meines Wissens nicht einmal ein Ansatz zu einem derartigen *Test* gemacht worden.

6.2.3 Helgoland-Experiment

Georges Vithoulkas ist der international bekannteste Homöopath. Im Jahre 1996 – zum 200. Geburtstag der Homöopathie – erhielt er von Jacob von Uexkuell im Stockholmer Parlament den Right Livelihood Award für Medizin. Diese Auszeichnung wird auch als «Alternativer Nobelpreis» bezeichnet. Seine Bücher wurden in 20 Sprachen übersetzt. Über die Seekrankheit äußert sich George Vithoulkas in einem Interview der Süddeutschen Zeitung.[18]

«SZ: Wer Sie besuchen will, begibt sich mit dem Hydroboot oder im Hubschrauber auf die Insel Alonissos nordöstlich von Athen. Was aber, wenn Leute leicht seekrank werden? Ihren homöopathischen Prinzipien folgend, müßten sie dann erst recht ein Brechmittel nehmen?

Vithoulkas: Nun, es ist nicht ganz so. Aber ähnlich. Wenn Sie seekrank sind, bekommen Sie von uns etwas, das beim Gesunden Seekrankheit hervorruft: zum Beispiel das Mittel Tabacum.

SZ: Und das würde ich einnehmen, bevor ich das Hydroboot besteige?

Vithoulkas: Nein, Sie nehmen es erst, wenn sich die entsprechenden Symptome bemerkbar machen. Und die gehen dann weg.

SZ: Sofort?

Vithoulkas: Sofort.

SZ: Und dann muß ich mich garantiert an Bord nicht mehr übergeben?

Vithoulkas: Nein. Sehen Sie, Tabacum hat eine ähnliche Wirkung wie zu viele Zigaretten. Sie werden bleich, Sie fühlen sich erschöpft und kraftlos. Dieselben Symptome eben wie bei der Seekrankheit.»

Ausgehend von dieser konkreten Empfehlung schlage ich vor: Beispielsweise beim Betriebsausflug pharmazeutischer Unternehmen, Krankenhäuser oder Waldorf-Schulen im norddeutschen Raum nach Helgoland oder List/Esbjerg werden die Personen, die sich dazu bereit erklären, nach einem Zufallsverfahren in vier Gruppen eingeteilt. Die Angehörigen je einer Gruppe erhalten doppelblind ein schulmedizinisches Präparat, Tabacum, das Anthroposophikum Nausyn®,[19] oder ein Placebo. Nach der Fahrt werden sie nach ihrer Bewältigung der Seekrankheit befragt. Während Daniel auf das Ergebnis seines Experiments 10 Tage warten mußte, liegt hier das Ergebnis bereits bei der Rückfahrt am selben Tag vor.

6.2.4 Berliner Experimente

Schließlich schlage ich einen *Test* vor, den ich das «Berliner Experiment» nenne. Entsprechend der Breitbandtheorie geht er davon aus, daß die Homöopathen die Wirksamkeit ihrer Präparate mit dem Argument verteidigen: «Nehmen Sie mal das Präparat X, dann werden Sie sehen, daß ...» Hieraus ergeben sich zunächst meine Fragen:

1. Von welchen Homöopathen bzw. welchen Homöopathie-Schulen wird diese Lehre vertreten?
2. Machen alle Homöopathen dieselben Voraussagen?
3. Welche Wirkungen werden für die einzelnen Hochpotenzen vorausgesagt?

Zur Durchführung des *Tests* müssen die Versuchspersonen zunächst medizinisch untersucht und ihr Gesundheitszustand muß protokolliert werden. Dann erhalten sie doppelblind ein Hochpotenz-

Homöopathikum bzw. ein Placebo. Die Homöopathen sagen die zu erwartenden Reaktionen voraus und geben ihre Voraussagen im verschlossenen Umschlag ab. Nach einer vorher festgelegten Frist werden die Versuchspersonen erneut untersucht und die Ergebnisse mit den Voraussagen verglichen.

Das Hochpotenz-Präparat ist so zu wählen, daß sich klar voraussagbare Wirkungen ergeben. Effekte wie Blutdrucksteigerungen oder -senkungen sind schlecht geeignet, da schon die Messung Fehlermöglichkeiten beinhaltet und diese Größen sowieso starken Schwankungen unterliegen. Das gleiche gilt für Schlafstörungen, Müdigkeit, Nervosität usw. Die Voraussagen müssen hinreichend konkret sein und vom Zustand des Gesunden deutlich abweichen.

Ideal wäre eine Arzneiwirkung, die die Versuchsperson nicht selbst erkennt und daher auch nicht beeinflussen kann. Infrage käme die früher genannte Ausscheidung von Schwefel oder die Ausscheidung von Quecksilber bei Trägern von Amalgamplomben. Die Wirkung von Hg D200 sollte ganz einfach prüfbar sein, indem dieses Präparat den Trägern von Amalgamplomben gegeben und die Ausscheidung von Quecksilber (oder die Umwandlung in eine unlösliche Form) beobachtet wird.

Berliner Experiment mit ähnlichen Personen: Es wäre optimal, das Berliner Experiment an Soldaten einer Sanitätskompanie durchzuführen (die neuerdings in Berlin stationiert ist). Vorteile: Interesse der Versuchspersonen an der weitverbreiteten Homöopathie, einheitliche Rahmenbedingungen (gleiches Alter, gleiches Essen und Lebensbedingungen). Eingangs- und Folgeuntersuchungen durch Militärärzte kosten nicht viel. Die doppelblinde Versuchsdurchführung schließt auch aus, daß ein Soldat durch bewußte oder unbewußte Simulierung einer Krankheit Dienstbefreiung erhofft, da er nicht weiß, ob er das Verum oder ein Placebo erhalten hat.

Schon dieser scheinbar einfache *Test* birgt ethische Bedenken, wenn weibliche Sanitäter in den *Test* einbezogen werden: Sollte eine der Soldatinnen später ein krankes Kind bekommen, wird sie geneigt sein, diese Tatsache auf die Teilnahme an dem *Test*, z. B. durch die Einnahme von Luesinum zurückzuführen. Ein rationaler Einwand dagegen ist nicht möglich, denn die Nichtwirkung im Einzelfall ist nicht beweisbar.

Berliner Experiment mit unähnlichen Personen und Selbsttest: Hahnemann fand die Homöopathie durch einen Selbstversuch; ich bin bereit, die Homöopathie durch einen *Test* an mir selbst zu prüfen. Die Basis der Homöopathie ist die Aussage Hahnemanns (§§ 21–25, 108–110, 120 ff, insbesondere § 128 Organon), daß ein Hochpotenz-Homöopathikum beim Gesunden ein Arzneimittelbild hervorruft. Dies ist die «kühne *Vermutung*»; mein Selbst*test* ist der «ernsthafte und erfinderische Versuch», sie zu widerlegen (siehe Abschnitt 3.3).

Ich schlage vor: Prominente Homöopathen (Vorstand des Berliner Vereins homöopathischer Ärzte, Vorstand der Hufeland-Gesellschaft für Gesamtmedizin, Leitung der Paracelsus-Schule, leitende Ärzte der Berliner Klinik Havelhöhe, Mitglieder der homöopathischen Arzneibuch-Kommission, Leiter der DHU) und ich nehmen im Doppelblind-Versuch ein Hochpotenz-Homöopathikum ein und prüfen, ob das von den Homöopathen vorausgesagte Arzneimittel-bild entsteht. Dieses Berliner Experiment hätte meines Erachtens gegenüber den bisher durchgeführten medizinischen *Tests* der Ho-möopathie folgende Vorteile:

A. Es erfordert keine Repertorisierung, die sehr schwierig, aufwen-dig ist und vom Arzt abhängen kann. Sie erfordert nur die Fest-stellung, ob eine Hochpotenz beim Gesunden eine Wirkung auslöst, die spezifisch für die Urtinktur ist und sich signifikant vom Placebo unterscheidet.

B. Es erfordert nicht die Kenntnis eines Mechanismus bzw. eines Dosis-Wirkungs-Zusammenhangs.

C. Es setzt nicht den schwierigen Begriff «Heilung einer Krank-heit» voraus, sondern prüft nur eine Wenn-Dann-Reaktion des Körpers.

E. Es entfällt der psycho-soziale Einfluß des Arztes bei einer Heilung, da hier gar keine Heilung angestrebt wird. Wegen der doppelblinden Versuchsführung wissen die Ärzte gar nicht, wel-ches Arzneimittelbild sie suggerieren sollten.

Man beachte, daß diese «Berliner Experimente» keine vollständige Prüfung der Hahnemann-Homöopathie sind. Von der Prüfung einer Heilung ist hier nicht die Rede. Hier wird nicht die Heilkraft der Medikamente ge*test*et, sondern nur eine notwendige Vorausset-zung ihrer Heilkraft: daß ein Hochpotenz-Präparat überhaupt eine für die Urtinktur spezifische Wirkung hervorbringt.

Erinnern wir uns an den Hauptsatz der Homöopathie (Ab-schnitt 4.3): «Wähle, um ... zu heilen, eine Arznei, welche ein ähnliches Leiden erregen kann...» Das Helgoland-Experiment *test*et den ersten Teil des Satzes, das Heilungsversprechen. Das Berliner Experiment *test*et den zweiten Teil, das «Erregenkönnen». Das sollte einfacher prüfbar sein.

6.2.5 Physikalische *Tests* der Homöopathie

Viele Homöopathen nehmen an, daß durch das Potenzieren eine Information der Urtinktur in das Lösungsmittel eingeprägt werde (siehe Piccardi 4.7.5). Tatsächlich liegen im Wasser die Wassermoleküle nicht isoliert nebeneinander, sondern die Wasserstoffatome benachbarter Moleküle verbinden sich, so daß ein Netzwerk von Molekülen entsteht. Diese Tatsache ist als «Wasserstoffbrückenbindung» bekannt. Allerdings bildet sich hierdurch nicht eine feste Kristallstruktur wie im Eis, sondern im Wasser dauert die Bindung zweier Moleküle weniger als eine Sekunde und wird dann zwischen zwei anderen Molekülen neu geknüpft. Daher erscheint es mir zweckmäßig, daß mit spektroskopischen/röntgenographischen oder Kernspin-Methoden nach derartigen Vernetzungen in einer Urtinktur und folgenden Potenzierungen gesucht und ihr zeitliches Verhalten untersucht werden sollte.

Das gilt keineswegs nur im Gebiet der Hochpotenzen, bei denen man schlecht messen und die man als Verdünnung praktisch nicht herstellen kann. Vielmehr verordnen die homöopathischen Ärzte auch im Bereich D2 bis D10. Diese sind mit Leichtigkeit auch als Verdünnung anzufertigen. Die Homöopathen legen aber Wert darauf, sie als Potenzierung herzustellen und anzuwenden. Das muß einen Grund haben, sonst brauchte man nicht so zu verfahren. Dieser Unterschied zur Verdünnung müßte experimentell feststellbar sein.

Ein weiteres Analyseverfahren möchte ich näher erläutern: Wird einem Gegenstand Energie in Form von Wärme zugeführt, so erhöht sich seine Temperatur. Die Temperaturerhöhung pro zugeführter Energiemenge und Masse des Gegenstandes hängt von einer Eigenschaft des Gegenstandes ab, die als spezifische Wärme bezeichnet wird. Unter allen Stoffen hat Wasser die höchste spezifische Wärme, d. h. unter sonst gleichen Umständen erwärmt es sich am wenigsten. Die Messung der spezifischen Wärme ist seit mindestens 150 Jahren eine wohl etablierte Technik; sie hat bei der Entwicklung der Physik eine entscheidende Rolle gespielt.[20, 21] Wenn das Wasser, wie die Homöopathen annehmen, durch das Schütteln eine innere Struktur erhält, dann müßte beim Erwärmen diese Struktur zusätzlich aufgebrochen werden. Daher sollte eine potenzierte Flüssigkeit eine höhere spezifische Wärme zeigen als eine Verdünnung. Die Ergebnisse solcher Messungen stehen noch aus.

Gibt es hier eine Analogie zur Kernspaltung? In den 1930er Jahren wurde *vermutet*, man brauchte zur Spaltung des Kerns möglichst große Energien. Also wurden die Versuche mit immer höheren Energien fortgesetzt – vergeblich. Erst 1939 fanden Hahn und Straßmann durch Zufall (denn sie dachten ja gar nicht an eine Kernspaltung), daß die Kernspaltung erfolgt, wenn der Kern mit Neutronen geringer Energie beschossen wird. Haben vielleicht bisher die Physikochemiker bei der Untersuchung der Homöopathika mit spektroskopischen bzw. thermischen Experimenten im falschen Energiebereich gesucht?

6.3 Alternative Medizin, Politik und Krankenkassen

Zwar ist unsere Hauptfrage, ob die Physik falsch ist, doch ergeben sich auch politisch-juristische Aspekte.

6.3.1 Die Definition der besonderen Therapierichtungen

Die Mehrheit der Patienten nimmt an, alle Medikamente, die in einer Apotheke verkauft werden, seien auf ihre medizinische Wirksamkeit geprüft worden. Das ist keineswegs der Fall. Vielmehr sind im Arzneimittelgesetz (AMG) bestimmte Gruppen von einer Wirksamkeitsprüfung ausgenommen. Diese Medikamente gehören zu den drei «besonderen Therapierichtungen»: der Homöopathie, der anthroposophisch erweiterten Heilkunst und der Phytotherapie (Pflanzenheilkunde). Die Mittel dieser «besonderen Therapierichtungen» werden nicht auf Wirksamkeit geprüft, sondern auf Antrag des Herstellers beim Bundesgesundheitsamt nur registriert.

Die erstaunliche Tatsache, daß ganze Gruppen von Medikamenten von einer wissenschaftlichen Wirksamkeitsprüfung ausgenommen werden, wurde durch das Arzneimittelgesetz von 1976 begründet. Dieses enthält in den § 10(4) und § 11(3) die Homöopathie. § 25 (6) regelt die Zulassungskommission für die besonderen Therapierichtungen. Im Jahre 1992 folgte die Allgemeine Verwaltungsvorschrift zur Registrierung homöopathischer Arzneimittel,[22] die für Homöopathika eine Haltbarkeitsdauer von fünf Jahren festlegt.

Nachdem die Homöopathie und die anthroposophisch erweiterte Heilkunst ihren Platz im Arzneimittelrecht gefunden hatten, wurde auch die Herstellung der zugehörigen Medikamente amtlich geregelt. Das Homöopathische Arzneibuch wurde 1978 zur amtlichen Ausgabe bestimmt. Zur Beratung über die Medikamente wurden 14 Kommissionen eingesetzt. Die Kommissionen B1 bis B10 sind der Schulmedizin zugeordnet, die Kommission C der anthroposophisch erweiterten Heilkunst, D der Homöopathie, E der Phytotherapie, F der Veterinärmedizin. Das Arzneimittelgesetz bestimmt in § 25(6):

«In die Zulassungskommission werden Sachverständige berufen, die auf den jeweiligen Anwendungsgebieten, auf dem Gebiet der jeweiligen Stoffgruppe und in der jeweiligen Therapierichtung über wissenschaftliche Kenntnisse verfügen und praktische Erfahrungen gesammelt haben.»

Durch die Formulierung «jeweilige ...» wird der «Binnenkonsens» etabliert; d.h. über Homöopathika entscheiden die Homöopathen, über Anthroposophika die Anthroposophen.

6.3.2 Krankenkassen

Einige gesetzliche Krankenkassen erstatten generell die Kosten für eine Behandlung gemäß der Homöopathie bzw. der anthroposophisch erweiterten Heilkunst. Das Bundesversicherungsamt versuchte, der Betriebskrankenkasse Securvita die Erstattung bestimmter Leistungen zu untersagen. Hiergegen klagte Securvita erfolgreich vor dem Sozialgericht Lübeck. Eine ausführliche Darstellung findet der Leser unter http://skeptiker.de./skeptiker/archiv/2001/3/homoeopathie.html.

6.4 Zusammenfassung der Homöopathie-Kapitel

6.4.1 Medizinische Aspekte

Die Homöopathie nach Hahnemann und die esoterischen Heilverfahren sind keine Naturheilkunde (Abb. 3). Hahnemann-Homöopathie und esoterische Heilverfahren haben in medizinisch-wissenschaftlich-weltanschaulicher Hinsicht nichts gemeinsam; sie wenden erstaunlicherweise nur dasselbe Verfahren der Medikamentenherstellung, die Potenzierung ohne Berücksichtigung der Avogadro-Grenze, an.

Medizinisch bestehen folgende Unterschiede:

Schulmedizin: Die Heilung wird durch ein materielles Medikament erstrebt, das auf verschiedene Weise der Krankheit *entgegenwirkt*. Diese Wirkung wird am Kranken geprüft.

Hahnemann-Homöopathie: Die Heilung wird durch die geistartige Kraft eines Medikaments erstrebt, die auch ohne materielle Anwesenheit des Medikaments wirkt. Diese Wirkung wird am Gesunden geprüft, bei dem sie ein ähnliches Leiden wie die zu heilende Krankheit *hervorruft*. Arzneimittelprüfung und -anwendung erfolgen ausschließlich im Rahmen des irdischen Lebens.

Anthroposophisch erweiterte Heilkunst: Die Heilung wird durch die Bildekraft einer Substanz erstrebt, die nach der anthroposophischen Weltanschauung ausgesucht wird. Die Wirkung einer Pflanze folgt nicht aus ihren materiellen Inhaltsstoffen, sondern sie ergibt sich aus anthroposophischer Pflanzenbetrachtung. Die Meinung, man könne einer Pflanze von außen ansehen, wie sie auf den Menschen wirken wird, ist der Hahnemann-Homöopathie ebenso fremd wie der Schulmedizin. Die Zuordnung von Pflanze und Medizin ergibt sich entgegen der einfachen Intuition: Eine Heilwirkung hat nicht die harmonisch gebaute Pflanze, sondern die abnorm gestaltete; was bei der Pflanze unten ist, wirkt auf das, was beim Menschen oben ist. Arzneimittelwahl und -anwendung erfolgen unter Berücksichtigung der Bezüge zum Kosmos.

6.4.2 Physikalische Aspekte

Für die Herstellung der Hochpotenzen gelten die folgenden notwendigen Bedingungen:

1. Die Eigenschaften einer Lösung können durch Schütteln verändert werden.
2. Die Eigenschaften einer Lösung hängen von der Art der Verdünnung (stufenweise oder in einem Zug) ab.
3. In der Urtinktur existiert eine geistartige Kraft (Bildekraft, Wesen, Urprinzip, Information, Energie).
4. Die geistartige Kraft wird durch Schütteln auf das flüssige Lösungsmittel übertragen.
5. Diese Übertragung geschieht auch, wenn die Urtinktur materiell nicht mehr anwesend ist.

6. Die geistartige Kraft ist im flüssigen Lösungsmittel fünf Jahre lang haltbar.
7. Die geistartige Kraft kommt nur der Urtinktur zu, nicht den Nebenbestandteilen des Lösungsmittels.

Hochpotenz-Homöopathie kann nur funktionieren, wenn alle diese notwendigen Bedingungen gemeinsam erfüllt sind. Andererseits würde bereits jede einzelne Bedingung im Falle ihrer Erfüllung die heutige Physik und Chemie als unvollständig nachweisen. Jede ernsthafte Untersuchung der Homöopathie und verwandter Verfahren sollte diese Tabelle diskutieren.

In der naturwissenschaftlichen Medizin kommt es auf die Dosierung eines materiellen Medikaments an, die durch die Verdünnung vermindert wird. Dagegen kommt es in der Homöopathie auf die geistartige Kraft an, die durch die Potenzierung (das Schütteln) entsteht. Somit läßt sich das «erklärungsfordernde Spannungsverhältnis» zur Physik in zwei symmetrischen Sätzen zusammenfassen:

> Die Homöopathie sagt: Beim Schütteln entsteht etwas; die Verdünnung ist unwichtig.
> Die Physik sagt: Beim Verdünnen vergeht etwas; das Schütteln ist unwichtig.

Als Forschungskriterium folgt daraus:

> Wenn es mit irgendeinem Mittel – physikalisch oder medizinisch – gelänge, nachzuweisen, daß ein Hochpotenz-Homöopathikum einen wie auch immer gearteten Bezug zu seiner Urtinktur hätte, wäre damit die Physik als unvollständig nachgewiesen.

Zum *Test* dürfen nur solche Hochpotenz-Homöopathika verwendet werden, deren Urtinktur nicht gleich den Nebeninhaltsstoffen ist wie Kochsalz, Kupfer, Blei usw. Ebenso sollte man nicht nach den Pflanzen suchen, deren Pollen beim Potenzieren mit der Luft hereinkommen. In Frage kämen also z. B. Belladonna oder Nux vomica im Winter oder Lachesis (Schlangengift). In bezug auf das heutige wissenschaftliche Weltbild ergibt sich:

> Wenn Hochpotenz-Homöopathika wirken, ist die Physik unvollständig; wenn Hochpotenz-Anthroposophika wirken, ist nicht nur die Physik unvollständig, sondern die gesamte Wissenschaft seit Galilei.

6.4.3 Hahnemann-Homöopathie als Wissenschaft

Was immer man über Hahnemann-Homöopathie sagen möge, sie ist nach ihrem Selbstverständnis ein Zweig der Naturwissenschaften, indem sie von den am Gesunden gewonnenen Arzneimittelbildern ausgeht.

> «Von einer solchen Arzneimittellehre sei alles Vermuthete, bloß Behauptete, oder gar Erdichtete gänzlich ausgeschlossen; es sei alles reine Sprache der sorgfältig und redlich befragten Natur.» (§ 144 Organon)

Ein Wirkungsnachweis der Homöopathie würde zwar die Physik, nicht aber die gesamte Wissenschaft falsifizieren. Dieser Unterschied wird durch den Vergleich mit den esoterischen Heilverfahren deutlich.

7. Parapsychologie

7.1 Parapsychologie nach Bender

Hans Bender (1907–1991) gilt als Nestor der Parapsychologie. Er gründete 1950 in Freiburg i. Br. das «Institut für Grenzgebiete der Psychologie und Psychohygiene» und 1957 die «Zeitschrift für Parapsychologie und Grenzgebiete der Psychologie».[1] Sein Buch «Parapsychologie»[2] ist als Standardwerk anzusehen. Hinsichtlich der Falsifizierung der Physik sind drei Themen aus diesem Buch von Bedeutung.

7.1.1 Psychokinese (PK)

Unter Psychokinese bzw. Telekinese (Fernbewegung) versteht man die Bewegung eines entfernten Gegenstandes durch Gedankenkraft. Bender berichtet über derartige Experimente. Danach gelang es noch 1922 dem Medium Willi Schneider, mittels Telekinese makroskopische Gegenstände meterweit zu bewegen. Ein Augenzeuge dieser paranormalen Erscheinung, Thomas Mann, schreibt tief beeindruckt:

> «Ich will nichts weiter, als einmal noch das Taschentuch vor meinen Augen ins Rotlicht aufsteigen sehen. Das ist mir ins Blut gegangen, ich kann's nicht vergessen. Noch einmal möchte ich, gereckten Halses, die Magennerven angerührt von Absurdität, das Unmögliche sehen, das dennoch – geschieht.»[3]

Im «Zauberberg» schildert Thomas Mann eine spiritistische Sitzung. Ob dabei seine Erfahrung mit dem levitierten Taschentuch eine Rolle spielt, ob er die dort geschilderten Ereignisse für möglich gehalten hat, oder ob ihm Ironie die Feder führte (die Zeit scheint mir viel zu kurz für die Phänomene), sei der germanistischen Forschung anheimgestellt. Das Kapitel trägt den Titel «Fragwürdigstes».

7.1.2 Gedankenübertragung

Die klassischen Experimente zur Gedankenübertragung gehen auf den Arzt Joseph B. Rhine (1895–1980) zurück: Er verwendete Karten mit fünf Symbolen (Kreis, Kreuz, Quadrat, Stern, Welle). Eine Versuchsperson, die als Sender agiert, betrachtet eine Karte und bemüht sich, ihre Gedanken zu senden. Eine zweite Versuchsperson versucht, die gesendeten Gedanken aufzufangen, um festzustellen, welche Karte der Sender sieht. Dabei sind im Versuch die üblichen Kommunikationskanäle ausgeschaltet. Wie im Abschnitt Statistik dargestellt, beträgt die Wahrscheinlichkeit, die richtige Antwort zufällig durch Raten zu finden, 20 %. Bender berichtet über diese Versuche, wobei nach Angabe von Rhine zahlreiche Personen hochsignifikante Ergebnisse über dem Zufallswert von 20 % erzielt hätten, so daß die Gedankenübertragung bewiesen sei.

7.1.3 Hellsehen (Paragnosten)

Ein Paragnost (sinngemäß verdeutscht: eine Person, die Kenntnis hat durch Sinne, die neben den üblichen Sinnen liegen) soll z. B. entfernte Personen und Gegenstände finden können. Bender berichtet über Arbeiten von Tenhaeff, in der dieser zahlreiche Erfolge von Paragnosten im Bereich der «Kriminaltelepathie» beschreibt.[4] «Anlaß dazu sind das Verschwinden von Personen, Unfälle, Suizid und kriminelles Geschehen aller Art, vom Diebstahl bis zum Mord.»

Alle drei Phänomene widersprechen meinem psychophysikalischen Hauptsatz (siehe Abschnitt 3.5.2). Ihr Existenznachweis würde eine tiefgreifende Revision der heutigen Lehrbuchphysik erzwingen.

1. Zur Telekinese: Nach Ansicht der Skeptiker wurde das Taschentuch nicht durch Willi Schneiders Gedankenkraft bewegt, sondern durch Fäden gezogen, die man im Rotlicht nicht sieht. Eine Wiederholung des Versuchs nach heutigen wissenschaftlichen Kriterien bleibt abzuwarten.

2. Zur Gedankenübertragung nach Rhine: Nach Ansicht der Skeptiker kamen die Ergebnisse von Rhine durch (Selbst-)Täuschung zustande, indem vorzugsweise die Versuchsreihen veröffentlicht wurden, in denen durch statistische Schwankungen Erfolge auftraten (siehe Abschnitt 3.10.1 «Kasino-Irrtum»). Meines Wissens sind derartige Versuche mit Karten nicht erfolgreich wiederholt worden.

7.2 Parapsychologie nach Lathan

Die zentrale Aussage der Esoterik «Wie oben so unten, wie außen so innen» besteht bei genauer Betrachtung aus drei Aussagen mit zunehmendem Gültigkeits- und Wirksamkeitsanspruch:
1. Diese Ordnung existiert.
2. Der Esoteriker kennt diese Ordnung.
3. Auf Grund dieser Kenntnis kann der Esoteriker von innen nach außen in diese Ordnung aktiv eingreifen, d. h. durch Denken Veränderungen in der Welt hervorrufen. Das ist gleichbedeutend mit der Aussage «Geist über der Materie».

Diese konkret anwendbare esoterische Fähigkeit, die Welt durch Gedanken zu beeinflussen, erfordert allerdings etwas Übung. Derartige Übungen kann man heute im Nathal-Institut durchführen, das von Frau Prof. Dr. Gertje Lathan gegründet wurde [Nathal = Lathan rückwärts gelesen]. Die Zeitschrift esotera informiert uns ausführlich über die auf diese Weise vermittelten Fähigkeiten:

«Bei Prof. Dr. Gertje Lathan in Remscheid kann man in kurzer Zeit lernen, mit kosmischen Energien, Engeln und anderen ‹überirdischen› Wesenheiten Verbindung aufzunehmen. ... Bakterienkolonien ‹explodieren›, Bankbeamte unterhalten sich mit Engeln, ein Wissenschaftler zapft ‹kosmische Datenbanken› an. ... Ergebnis einer Studie im Institut von Wissenschaftsfotograf Manfred Kage über ‹mentale Beeinflussung lebender Organismen durch Nathal-Geübte›: ‹[Der Nathal-Geübte] Philippe konzentrierte sich auf zwei von einem Mikrobiologen vorbereitete und mikroskopisch kontrollierte Bierhefe- und Kolibakterien-Präparate mit der Intension ‹Wachstumszunahme und Vielfalt› und sendete entsprechende ‹mentale Impulse› aus. ... das in den streng wissenschaftlich kontrollierten Nathal-Tests erzielte Resultat: eine Vermehrung um das 5000fache. Dies impliziert, daß sich die behandelten Präparate um den Faktor 5000 multipliziert haben resp. eine quantitative Vermehrung um das 5000fache stattgefunden hat.›»[5]

Die mentale Beeinflussung des Hefewachstums widerspricht meinem psychophysikalischen Hauptsatz (siehe Abschnitt 3.5.2). Sollte diese Erscheinung existieren, wäre die Physik als unvollständig nachgewiesen. Das gleiche gilt für die Gespräche mit Engeln und das Anzapfen kosmischer Datenbanken.

Das Anzapfen der kosmischen Datenbanken wird in einer späteren Arbeit konkretisiert:

> «Nachdem er die ‹Nathal-Methode› praktiziert hatte, eine besondere Art von mentalem Training, das seine Frau, Prof. Dr. Gertje Lathan, entwickelt hat, begann der Unternehmensberater Dr. Philippe Evrard 1985 seltsame Schriftzeichen zu schreiben, die niemand entschlüsseln konnte. Eineinhalb Jahre später wurde ihm die Bedeutung der Zeichen während einer ‹Nathal›-Übung bewußt, und er las daraus eine Fülle von phantastischen, zukunftsweisenden Visionen (siehe Teil 1 in esotera 1/98) ... Diese Informationen, meint Philippe Evrard, sind an sich allgegenwärtig und immer erreichbar. Sie sind weder durch Zeit noch durch Raum eingeschränkt und können grundsätzlich abgerufen werden. Sie sind in einer Art höheren Informationsebene, wenn man das so nennen will. ... Und diese Aussagen weisen nicht nur darauf hin, daß unser Bewußtsein unabhängig von unserem Körper existieren kann, sondern auch darauf, daß unser Universum ein gigantisches informationsverarbeitendes System ist, eine ‹Datenbank Kosmos›, vielleicht sogar ein denkender Organismus. Zu dessen Erfahrungen und Erinnerungen auch wir normalen ‹Nichtgenies› Zugang finden können – wenn wir uns der richtigen Methoden bedienen.»[6]

Wesentlich sind die Aussagen, unser Bewußtsein könne unabhängig von unserem Körper existieren, und das Universum sei eine gigantische Datenbank, die wir nach entsprechendem Training anzapfen könnten. Der esotera-Autor Reinhard Eichelbeck nennt diese Fähigkeit «Schöpfen aus dem Ozean des Wissens» (von Rudolf Steiner als «Akasha-Chronik» bezeichnet).[7] Alle diese Aussagen widersprechen der Vierkräftelehre der heutigen Physik und ihrer Kenntnis vom Universum, würden also die Physik als unvollständig erweisen.

7.3 Medizinisch wirksame Parapsychologie (Geistiges Heilen)

Im Rahmen der Frage «Ist die Physik falsch?» ist zunächst klarzustellen, welche Formen des Geistigen Heilens dem heutigen Kenntnisstand der Physik widersprechen und welche nicht.

7.3.1 Heilen mit Nahwirkung

Unter der Überschrift «Das Heilen wird gesellschaftsfähig» berichtet esotera:

«‹Intensive politische Lobbyarbeit› und ‹Verbesserung der rechtlichen Lage der Geistheiler› nennt der frischgewählte Vorstand des ‹Dachverbandes Geistiges Heilen› (DGH) als seine vorrangigen Ziele. esotera[8] sprach mit dem neuen Vorsitzenden Dr. Bernhard Firgau. [Vorgänger Wiesendanger].

‹Was im Wohnzimmer des ersten Vorsitzenden Dr. Harald Wiesendanger – der nun von seinem Amt zurückgetreten ist – vor drei Jahren aus der Taufe gehoben wurde, stellt sich rein zahlenmäßig heute durchaus imposant dar. Der ‹Dachverband Geistiges Heilen›[9] vereint 23 Verbände mit etwa 35 000 Mitgliedern und 700 Einzelmitglieder und ist damit die ‹stärkste Interessenvertretung ihrer Art in Europa›, wie selbst konservative Medizinzeitungen anerkennen mußten. Gleichzeitig ist er Deutschlands mächtigster Heilerverband.

esotera: Wie kommt man als Jurist zum Heilerverband und wird dort Vorsitzender?

Dr. Bernhard Firgau: Dadurch, daß ich selber mal sterbenskrank war. Das ist jetzt etwas dramatisch formuliert – ich hatte eine Lungensarkoidose (Lungensarkom bzw. -geschwulst . . .) von der man mir sagte, sie sei nicht heilbar. . . . Ich bekam von meiner Mutter die Adresse einer Heilerin, zu der ich hingegangen bin. . . . Dreimal hat mich die Heilerin behandelt, und von meiner Krankheit war keine Rede mehr.

esotera: Sie waren von ihrer Krankheit geheilt?

Firgau: Ja. Sie hat ihre Hände aufgelegt, und ich wurde gesund. . . .

esotera: Bislang hatte noch jeder russische Präsident seinen persönlichen Heiler. Kanzler und Bundestagspolitiker werden aber wohl noch nicht von deutschen Heilern behandelt?

Firgau: Ich bin mir sicher, daß es so etwas längst gibt. Wenn schon die Sportstars ihre ägyptischen Heiler in Österreich besuchen, dann wette ich, daß auch Politiker ihre Heiler hierzulande aufsuchen. Es gibt auch in der Bonner Szene Heiler, die sich nach außen einfach gar nicht zu erkennen geben. Wir haben sogar eine Abgeordnete im Deutschen Bundestag, die die entsprechende Qualifikation hat.

esotera: Diese Heilerin ist also Abgeordnete im Deutschen Bundestag?

Firgau: Ja, so ist es!»[10]

Wenn Heilen durch Handauflegen, also direkten Kontakt, erfolgt, ist vom Standpunkt des Physikers aus nichts dagegen zu sagen. Die Heilung stellt keinen Widerspruch zum psychophysikalischen

Hauptsatz dar, weil der Patient den Heiler sieht, hört und fühlt (Informationsübertragung im Rahmen der elektrischen Kraft). Dann könnte die Heilung als eine Folge von Suggestion mit psychosomatischer Wirkung gedeutet werden. Das gleiche gilt für das Ölen und die Massage bei Ayurveda. Die Einzelheiten dieses Ablaufs sind Sache der Medizin bzw. Psychologie, liegen also außerhalb meiner Zuständigkeit.

7.3.2 Heilen mit Fernwirkung

Etwas vollkommen anderes ist jedoch «Fernheilung», bei der die Patienten keinen direkten Kontakt zum Heiler haben.

«Die Veranstalter der Basler ‹Psi-Tage› haben nun mit der wissenschaftlichen Studie begonnen, die das umstrittene ‹Fernheilen› prüfen soll: Das anscheinend rein ‹geistige› Behandeln von abwesenden Patienten über beliebige Entfernungen hinweg. Unter der Aufsicht von zehn Medizinern und Psychologen werden 60 Schwerkranke, bei denen die Schulmedizin seit längerem an Grenzen stößt, seit Mai ein halbes Jahr lang von rund 50 Fernheilern betreut (60 weitere Patienten bilden, zum Vergleich, eine Kontrollgruppe) ... ‹Die ausgewählten Patienten wurden drei Gruppen zugelost›, erläutert der Leiter der Studie, Dr. *Harald Wiesendanger*. ‹Wer zur ‹anonymen› Gruppe gehört, wird anhand eines Fotos von jeweils fünf bis sechs Fernheilern betreut, die er nicht kennt und zu denen er im Testzeitraum keinerlei Kontakt hat. Um die ‹Kontaktgruppe› kümmert sich ein einzelner Fernheiler, den die Versuchspersonen persönlich kennen gelernt haben und gelegentlich aufsuchen. Patienten der ‹Amulettgruppe› erhalten einen Gegenstand, der angeblich ‹mit heilender Energie› aufgeladen wurde.›»[11]

Ich hätte schon viel erreicht, wenn Zeitschriften wie esotera erkennen würden, wann sich eine Heilung im Bereich der elektrischen Kraft abspielt und daher durch Suggestion erklärt werden kann, und wann sie außerhalb der elektrischen Kraft liegt, also eine Veränderung des physikalischen Weltbildes erfordern würde. Diese und viele andere Fragen scheinen mir eine Podiumsdiskussion mit dem esotera-Herausgeber Gert Geisler (jetzt Rüdiger Dahlke) sowie seinen Autoren Ulrich Arndt und Elmar R. Gruber wert.

7.4 Paraphänomene im *Test* der Großversuche

Die parapsychologischen Fähigkeiten einer einzelnen Person zu *test*en, ist sehr schwierig, weil sie im Falle des Versagens immer sagen kann, sie sei an der Lösung der gestellten parapsychologischen Aufgabe gar nicht interessiert. Daher schlage ich eine Argumentation vor, die ich als «*Test* im Großversuch» bezeichne. Ich *test*e die parapsychologische Fähigkeit, die Bender als die Fähigkeit der «Paragnosten» bezeichnet, nämlich entfernte Personen oder Gegenstände aufzuspüren, was insbesondere im Fall von Verbrechen gelinge, da Bender über erfolgreiche Arbeit der Paragnosten bei der Aufklärung von Verbrechen berichtet. Alle folgenden Ausführungen und Beispiele gelten analog für die von Rohrbach beschriebenen Pendler, die eine Landkarte verwenden.

In jüngster Zeit boten sich den Paragnosten reichlich Gelegenheiten, ihre Fähigkeiten unter Beweis zu stellen: Im Februar 1975 wurde in Berlin der CDU-Vorsitzende Peter Lorenz entführt und in Berlin-West mehrere Tage lang gefangen gehalten, womit seine Entführer die Freilassung ihrer Gesinnungsgenossen erreichen wollten und erreichten. Dem Vorgang wurde durch die Medien höchste Aufmerksamkeit zuteil; seine Kenntnis dürfte 100 Millionen Menschen erreicht haben.

Das gleiche gilt für die Ermordung des Siemens-Managers Beckurts und seines Fahrers, die jahrelange Fahndung nach steckbrieflich mit Bild und Aussetzung einer hohen Belohnung gesuchten Terroristen. Diese waren – wie wir heute wissen – keineswegs tot, sondern lebten nur wenige Kilometer entfernt in Ost-Berlin, von wo aus sie «gesendet» haben müßten. Die schwedische Regierung hat mehr als den zehnfachen Nobelpreis ausgesetzt für die Ergreifung des Mörders des ehemaligen schwedischen Ministerpräsidenten Olof Palme. Wo war der untergetauchte Immobilienhändler Jürgen Schneider, für dessen Ergreifung eine Million Dollar ausgelobt worden war? In Miami, aber gefunden haben ihn nicht die Paragnosten, sondern BKA und FBI.

Tenhaeff vertritt die wissenschaftliche Arbeitshypothese, daß Paragnosten bei «Kriminaltelepathie» besonders die Taten aufklären können, die ihrer eigenen Lebenserfahrung ähneln. Unter den 100 Millionen Menschen, die von der Gefangennahme Peter Lorenz' erfuhren, dürfte es mehrere gegeben haben, die selbst einmal gefangen gewesen waren, zumal Tenhaeff die Telepathie als «recht häufiges Phänomen» bezeichnet.

Im Falle der Rhineschen Kartenexperimente sind äußerst umfangreiche Versuche mit schwer durchschaubarer statistischer Auswertung erforderlich, um die möglicherweise vorhandenen paranormalen Fähigkeiten zu erkennen. Im Gegensatz dazu führt die Auslobung von Preisen in den oben genannten Fällen von selbst zur Auslese unter einer sehr großen Zahl möglicher Paragnosten.

Zum Vergleich: Die Auslobung einiger zehntausend Mark führt beim Marathonlauf dazu, daß Läufer aus vielen Ländern nach Berlin reisen und dort Leistungen vollbringen, die dem Normalbürger gänzlich unerreichbar sind. Der Berlin-Marathon 1993 wurde von Xolile Yawa aus Südafrika gewonnen. Eine analoge Akkumulierung kleiner Wahrscheinlichkeiten bzw. Auslese paranormaler Fähigkeiten im Großversuch hätte zudem für die Parapsychologie den Vorteil, daß es sie nichts kostet, weil die Kosten vom Auslober getragen werden und über die Medien Millionen von Menschen angesprochen werden, die sich aus Patriotismus oder Geldgier beteiligen.

7.5 Paraphänomene und Quantenphysik

Mit dem Physiker und Psychologen Walter von Lucadou (siehe Abschnitt 11.1), dem bekanntesten Parapsychologie-Forscher Deutschlands, habe ich eine Diskussion über die Frage geführt, ob Paraphänomene durch die Quantenphysik erklärt werden könnten.[12] Von Lucadou bejaht diese Frage, ich verneine sie. Umfang und Argumentation dieser Diskussion unter Physikern lassen hier eine Wiedergabe nicht zu. Der speziell interessierte Leser sei auf die genannte Zeitschrift bzw. die Veröffentlichung der Diskussion im Internet hingewiesen (www.skeptiker.de/themen/texte/parapsychologie).

7.6 Das Hamlet-Argument

Standardargument jeder Diskussion mit Parawissenschaftlern ist das Shakespeare-Zitat:

HAMLET: «Es gibt mehr Ding' im Himmel und auf Erden,/Als Eure Schulweisheit sich träumt, Horatio.» (Akt I, Szene V)

Wer dieses Zitat übernimmt, argumentiert also so: Die Wissenschaft weiß nicht alles; daraus schließe ich, daß vieles, was die Wissenschaft nicht kennt, existiert, und das weiß ich genau, obwohl ich nicht einmal über die Kenntnis der Wissenschaft verfüge. Also: Ich weiß zwar nichts, aber ich weiß mehr als der Wissenschaftler. Wie aber reagiert Hamlet selbst? Ist er bereit, dem Geist zu glauben, ist er bereit, nach einem solchen Glauben zu handeln? Nein: Er bittet eine reisende Schauspielertruppe, die Mordszene vor der Hoföffentlichkeit zu spielen und begründet dies so:

«... Sie sollen was/Wie die Ermordung meines Vaters spielen/Vor meinem Oheim: ich will seine Blicke/Beachten, will ihn bis ins Leben prüfen;/ Stutzt er, so weiß ich meinen Weg. Der Geist,/Den ich gesehen, kann ein Teufel sein;/Der Teufel hat Gewalt, sich zu verkleiden/In lockender Gestalt; ja, und vielleicht,/Bei meiner Schwachheit und Melancholie,/ (Da er sehr mächtig ist bei solchen Geistern),/Täuscht er mich zum Verderben: ich will Grund,/Der sichrer ist. Das Schauspiel sei die Schlinge,/ In die den König sein Gewissen bringe.» (Akt II, Szene II)

Hamlet prüft also die *Vermutung*, der Geist habe ihn getäuscht und der jetzige König sei unschuldig. Erst nach der Falsifizierung der *Vermutung* durch das Verhalten des Königs ist Hamlet bereit, zu handeln, das heißt, den König zu töten. Die *Vermutung* ist falsifizierbar und kommunizierbar; in der Kommunizierbarkeit, nämlich dem Verhalten des Königspaares vor der Hoföffentlichkeit liegt gerade der *Test*.

Hamlet ist also kein Garant für die Existenz von Paraphänomenen, sondern im Gegenteil das Urbild des skeptischen Wissenschaftlers; als echter Skeptiker sucht Hamlet die Ursache zuerst bei sich, bei seiner Schwachheit und Melancholie. Hamlet könnte

Ehrenmitglied der GWUP werden, denn er hat vorgelebt, was den Wissenschaftler vom Parawissenschaftler unterscheidet: Wir wollen «Grund, der sicherer ist», und wir handeln erst, wenn wir unsere Hypothesen geprüft haben.

7.7 «Ich weiß immer ganz genau ...»

Beliebte Argumente sind: «Ich weiß immer ganz genau, wann meine Schwester anrufen wird ...» oder «Meine Großmutter hat schon 1934 vorausgesehen, daß wir 1944 auf die Flucht gehen mußten.» Die Antwort möchte ich mit vier Fällen geben, die nach ansteigender Parafähigkeit geordnet sind:

1. Erklärung durch Psychologie (Vergessen von Irrtümern): Die eingetroffenen Voraussagen werden erinnert, die nicht eingetroffenen werden vergessen. Dies funktioniert sowohl bei Einzelpersonen als auch bei Organisationen, die z. B. Weltuntergänge voraussagen und nach deren Nicht-Eintritt ihre Voraussage vergessen lassen. Daher haben Sie keine paranormalen Fähigkeiten und die Voraussagen sind auch nichts wert.

2. Erklärung durch die innere Natur der Dinge: Wenn man zwei gleich große Kerzen anzündet und in zwei verschiedene Räume bringt, dann erlöschen sie gleichzeitig. Das geschieht nicht durch gegenseitige Beeinflussung, sondern auf Grund ihrer inneren Eigenschaften und der äußeren Bedingungen wie etwa der Temperatur. Ebenso können Sie wissen, wann Ihre Schwester anrufen wird, weil Sie sie sehr gut kennen und die Einwirkung von äußeren Umständen gut abschätzen können. Dann haben Sie zwar keine paranormalen Fähigkeiten, aber Ihre Voraussagen sind etwas wert.

3. Erklärung durch selten auftretende Parafähigkeiten: Sie haben paranormale Fähigkeiten, die aber nur selten und spontan auftreten. Eine Erklärung habe ich nicht; der Wissenschaft ist diese Fähigkeit (noch) nicht zugänglich, weil diese sich nur auf reproduzierbare Ereignisse bezieht. Es ist ein Stoff für meine Nachfolger.

4. Erklärung durch reproduzierbare Parafähigkeiten: Sie haben paranormale Fähigkeiten, die häufig sind und gezielt reproduzierbar eingesetzt werden können. Eine Erklärung dafür habe

ich nicht. Empfehlung: mit Walter von Lucadou (siehe Abschnitt 11.1) Kontakt aufnehmen, so daß dieser endlich eine Person mit paranormalen Fähigkeiten vorweisen kann, wonach ich ihn bei der Podiumsdiskussion in der Berliner Urania so oft vergeblich gefragt habe. Das gleiche gilt für die Gesellschaft zur Erforschung der Anomalistik (siehe Abschnitt 11.3).

Mein Onkel und meine Tante haben gesagt: «Wir werden siegen!» Meine Mutter und mein Schwiegervater haben gesagt: «Diesen Krieg verlieren wir». Das heißt – egal, wie der Krieg ausging, in meiner Familie gab es immer zwei Personen, die hellsehen konnten. Es äußern sich aber immer nur die, deren Voraussage eingetroffen ist. Die Sieg-Vorherseher haben geschwiegen, als die Sowjetfahne über dem Reichstag wehte. Es handelt sich also um eine Form des «Kasino-Irrtums» durch nachträgliche Daten-Selektion. Da Hitler schon in «Mein Kampf» einen Krieg gegen Rußland gefordert hatte, war das Hellsehen dieses Krieges nicht schwer. Wenn Ihre Großmutter ebenso wie meine Mutter und mein Schwiegervater die deutsche Niederlage im Zweiten Weltkrieg voraussahen, war das Voraussehen der Flucht auch keine paranormale Leistung.

8. Erdstrahlen, Wünschelruten, Pendel und Feng Shui

8.1 Wünschelrute und Pendel

Es ist eine seit Jahrhunderten bekannte Tatsache, daß es «Wünschelrutengänger» gibt. Der Rutengänger führt hierbei eine meist gabelförmige Rute aus Holz oder Metall zwischen den Händen der ausgestreckten Arme durch das zu untersuchende Gelände. Die Rute wird so gehalten, daß sie sich in einem labilen Gleichgewicht befindet. Daher genügen winzige Bewegungen der Hand, selbst wenn sie dem Rutengänger nicht bewußt sind, um die Rute ausschlagen zu lassen.

Der Sucher schreitet das zu untersuchende Gelände ab und stellt an bestimmten Stellen des Geländes Rutenausschläge fest, die z. B. eine Wasserader anzeigen. Man sagt: Die Wasserader wird vom Rutengänger «gemutet». Die Rutengänger nehmen an, daß Wasseradern, Verwerfungen des Bodens, Erzlager usw. «Erdstrahlen» aussenden, die von ihnen aufgrund ihrer besonderen Sensibilität wahrgenommen werden. Diese Empfindung überträgt sich auf ihre Nerven und Muskeln und läßt daher die Rute ausschlagen. Der so gefundene Punkt wird daher zum Bohren eines Brunnens empfohlen. Auf gleiche Weise werden Erzlager, verlorene Gegenstände und verschüttete Lawinenopfer gemutet.

Eine andere Technik besteht darin, einen Pendel mit der Hand über einen Gegenstand zu halten und die Schwingungen des Pendels zu beobachten. (Während man in der Mathematik und Physik «Das Pendel» sagt, wird dieses Gerät in der Radiästhesie als «Der Pendel» bezeichnet.) Aus der Art der Schwingung können weitreichende Schlüsse über die Eigenschaften des Gegenstandes gezogen werden. Kirchner[1] weist auf die klassische Beschreibung einer Pendelsitzung in Goethes «Wahlverwandtschaften» (Teil II, Kapitel 11) hin. Da der Pendel unterschiedliche Schwingungsformen und -richtungen annehmen kann, können hierdurch unter Verwendung von Pendeltafeln sehr differenzierte Aussagen gemacht werden, die über das reine Ausschlagen einer Wünschelrute hinausgehen. Daher kommt dem Pendel eine höhere Aussagekraft zu.

Ich werde im folgenden immer vom Pendel sprechen, nur gegebenenfalls auf Wünschelruten hinweisen. Die Person, die den Pendel

befragt, nenne ich wie Rohrbach (siehe Abschnitt 8.3) «Operator».
Die Lehre von Pendel und Wünschelrute fasse ich als «Radiästhesie»
(Strahlenfühligkeit) zusammen. Über die Frage, ob dieses Ruten-
gehen tatsächlich zum Auffinden von Wasseradern usw. geeignet
ist, gibt es eine umfangreiche Literatur, deren Aussage keineswegs
einheitlich ist. In einem Teil der Literatur wird von großartigen
Erfolgen der Rutengänger berichtet, die deshalb auch im Auftrage
der Gesellschaft für Technische Zusammenarbeit (GTZ) nach Wasser
und Öl suchten.

8.1.1 Wellen und Strahlen

Elektromagnetische Erscheinungen: Entsprechend der Vierkräftelehre gibt es im Vakuum elektrische Felder, magnetische Felder und
elektromagnetische Wellen.

Kosmische Strahlen: Von der Sonne und aus den Tiefen des Kosmos gelangen Partikel verschiedener Art zur Erde. Wenn sie elektrisch geladen sind, werden sie vom Magnetfeld der Erde so abge-
lenkt, daß sie in der Nähe der (magnetischen) Pole auf die Erde
treffen. Dort können sie die hohen Schichten der Erdatmosphäre
zum Leuchten anregen, was als Polarlicht bekannt ist.

Die Strahlen radioaktiver Substanzen: Die natürlich vorkom-
menden Quellen sind hauptsächlich Radon-222, das wir mit der
Atemluft aufnehmen und Kalium-40, das im menschlichen Körper
enthalten ist. Diese Substanzen bzw. ihre Folgeprodukte senden
Alpha-Strahlen (Heliumkerne), Beta-Strahlen (Elektronen) und
Gammastrahlen (elektromagnetische Wellen, ähnlich den Röntgenstrahlen) aus.

Materiewellen: Nach der Quantentheorie ist bewegter Materie
ein Wellenvorgang zuzuordnen, der als «Materiewelle» bezeichnet
wird. Diese Tatsache ist von entscheidender Bedeutung für das Verständnis der Elektronen im Atom, im Elektronenmikroskop und in
der Festkörperphysik.[2, 3] Für das Alltagsleben haben sie keine Bedeutung. Materiewellen und elektromagnetische Wellen sind physikalisch vollkommen verschiedene Erscheinungen, die nichts miteinander zu tun haben. Leider werden sie von einigen Autoren nach
dem Motto «Alles ist Welle, alles ist Schwingung» in unzulässiger
Weise verwechselt.

Stehende Wellen: Wird die Bewegung eines schwingungsfähigen
Systems wie einer Geigensaite auf einen bestimmten Raum einge-

engt, so kann die Saite nicht alle Bewegungen ausführen, sondern nur solche, die sowohl mit ihren Eigenschaften als auch den Einspannbedingungen verträglich sind. An den Einspannstellen kann die Saite nicht schwingen, sie ist also in Ruhe, was als «Knoten» bezeichnet wird. Dazwischen bilden sich sogenannte stehende Wellen aus, deren maximale Auslenkung «Bauch» genannt wird. Das ist eine Grundlage für das Funktionieren der Musikinstrumente. Stehende Wellen treten bei akustischen Wellen, bei elektromagnetischen Wellen und Materiewellen auf.

Erdstrahlen verschiedener Art: Die obigen Phänomene sind mit Sicherheit vorhanden, denn wir können sie quantitativ messen, teilweise gezielt herstellen und technisch anwenden. Auf Erdstrahlen gehe ich im folgenden ein.

8.1.2 Erdstrahlen, Pendel und Skeptiker

Skeptiker vertreten bislang die Ansicht, daß Erdstrahlen gar nicht existieren. Der Ausschlag des Pendels werde nicht von tatsächlichen Gegebenheiten der Umwelt hervorgerufen, die Hand des Operators werde vielmehr durch seine bewußte oder unbewußte Erwartung beeinflußt. Das Muten mit Pendel oder Wünschelrute beruhe auf dem sogenannten Carpenter-Effekt. Nach dem englischen Physiologen W. B. Carpenter (1813–1885) treten mit der Vorstellung eines Gegenstandes automatisch winzige Nervenerregungen ein, die zu dem Gegenstand passen. Denkt eine Versuchsperson an den Begriff «Gerade», dann hat sie gleichzeitig Nerven- und Muskelerregungen, die den Pendel in einer Geraden schwingen lassen; denkt sie «Kreis», dann entstehen Muskelerregungen, die den Pendel auf einer Kreisbahn schwingen lassen. Dieser Effekt ähnelt der bekannten Erscheinung, daß uns schon beim Denken an bestimmte Speisen das Wasser im Munde zusammenläuft. Die Bewegung von Wünschelrute bzw. Pendel beruhe demnach auf unwillkürlicher Muskelbewegung durch eigene Erwartungshaltung, so daß die Operatoren nur Zufallstreffer erzielten. Skeptiker nehmen an, es gebe auch gar keine «Wasseradern» und schon gar nicht die von den Rutengängern behauptete Einteilung der Erde in «Störzonen» oder «Globalgitter-Netze». Mein Ketten-Argument fragt nach der Kraft zwischen z. B. dem Erdboden und dem Pendel bzw. Operator, also der Nachrichtenübermittlung, die vom untersuchten Gegenstand durch den leeren Raum hindurch ausgehen muß.

Eine Ergänzung aus meinem Leben: Als ich etwa ein Jahr alt war, litt ich unter einer lebensbedrohlichen Krankheit. Nach erfolgloser Konsultation mehrerer Ärzte wurde ich zu einem (Arzt oder Heilpraktiker?) gebracht, der über meinem Bauch pendelte. Daraufhin empfahl er meiner Mutter, sie solle Leinsamen durch eine Kaffeemühle drehen und diese mit dem Brei an mich verfüttern: Die Krankheit verschwand und kam nie wieder. Als Skeptiker *vermute* ich heute, daß der Arzt sehr gute diagnostische und therapeutische Fähigkeiten hatte und daher erkannte, daß Leinsamen die richtige Therapie darstellten. Der Pendel diente dann nur noch der bewußten (oder unbewußten) Bestätigung.

8.1.3 Eigene Beobachtung

Ein Operator war so freundlich, mich an seinen Experimenten teilnehmen zu lassen. Die Zeit reichte nicht, um einen vollständigen *Test* durchzuführen, doch war die Demonstration auch ohne Prüfung der Ortsabhängigkeit des Ausschlages sehr interessant. Ausgehend von dieser Erfahrung schlage ich vor, in künftigen Experimenten zwei Fragestellungen zu trennen:

a) Das System *Mensch–Rute*, also die Frage, *wie* der Ausschlag stattfindet.

b) Das System *Mensch–Umwelt*, also die Frage, *wo* der Ausschlag stattfindet (siehe Abschnitt 8.6).

zu a) 1. Mechanische Untersuchung. Die Fragestellung geht von der Tatsache aus, daß Rutenausschläge stattfinden – ob durch Umgebungseinflüsse oder Erwartungshaltung, sei dahingestellt. Hier ist zunächst rein mechanisch zu untersuchen, warum die Rute ausschlägt. Der Ausschlag ist leicht zu verstehen, wenn die Rute so gehalten wird, daß sie sich in einer labilen Lage befindet. Sie kann dann durch leichte Zuckungen der Hände in eine von mehreren stabilen Lagen umspringen. Die Erklärung wird schwieriger, wenn die Drehung kontinuierlich über einen Winkel von 90° erfolgt, wie es mir der Operator demonstrierte. Die Rute bewegte sich stetig mit großer Kraft in der sie fest umschließenden Hand. Es erfolgte also eine sehr kräftige Relativbewegung zwischen der Rute und der Hand. Der Operator berichtete, daß bei Ruten aus Weidenzweigen sogar die Rinde abgerieben wurde.

Eine derartige Bewegung erschien mir zunächst völlig unerklärlich. Durch weitere Beobachtung stellte ich fest, daß der Operator eine winzige einwärts gerichtete Bewegung der Hände in der Horizontalebene ausführte. Diese erzeugte an der gespannten Rute durch Hebelwirkung einen großen Ausschlag in Vertikalrichtung. Die Drehung der Hand ist so klein, daß ich sie nur bei genauer Beobachtung aus der Nähe erkennen konnte. Der Operator selbst hatte sie nicht wahrgenommen. Sie läßt sich sichtbar machen, wenn ein Strohhalm auf die Hand geklebt wird.

2. Medizinische Untersuchung. Der Operator stellte sich vor Beginn der Messung mental darauf ein, selektiv das Nord-Süd-Gitter, das Hartmann-Gitter oder eine Verwerfung zu muten. Er geriet dabei offensichtlich in einen Zustand hoher Erregung; die Atemfrequenz stieg, der Kopf wurde rot. Ich möchte diesen Zustand als eine «extreme Selektions-Konzentration» bezeichnen. Mir scheint dieser Zustand eine medizinische Untersuchung wert. Es sollten die Bewegung der Hände und der Armmuskulatur mit Bewegungssensoren gemessen sowie gleichzeitig EKG, EEG und EMG aufgenommen werden. Eine solche Untersuchung ist nicht aufwendig, da die Instrumente und Verfahren in der sportmedizinischen Abteilung einer Universität zur Verfügung stehen.

8.2 Erdstrahluntersuchung durch König und Betz

8.2.1 Vorgeschichte und Anfrage im Bundestag

Das Phänomen der Rutengänger lag jahrhundertelang nahezu unbeachtet im Grenzgebiet von Wissenschaft und Volkskultur. Dies änderte sich, als die Meinung geäußert wurde, Wasseradern oder andere Eigenschaften des Geländes sendeten nicht nur Strahlen aus, die von den Rutengängern gemutet werden können, sondern diese Strahlen hätten auch selbst eine Wirkung auf die dort lebenden Menschen. Insbesondere wurde angenommen, diese Strahlen könnten Krankheiten, vor allem Krebs hervorrufen. Es wurde auch berichtet, es sei den Bauern schon lange bekannt, daß das Vieh durch diese Strahlen bestimmte Bereiche der Weiden meide. Nachdem diese krankmachende Wirkung der Erdstrahlen in den Medien zunehmend erörtert wurde, stellte der Bundestagsabgeordnete Krey im Bundestag folgende Frage an die Bundesregierung (in diesem Kapitel beziehen sich die Seitenangaben auf das Buch von König und Betz[4]):

«Liegen der Bundesregierung neue Erkenntnisse über Wirkungen soge-
nannter ‹Erdstrahlen› und einen möglichen Zusammenhang mit Krebserkrankungen vor, und wie wird seitens der Bundesregierung die Forschung auf diesem Gebiet gefördert?» (S. 40)

Die Antwort der Parlamentarischen Staatssekretärin Frau Karwatzki
lautete:

«... Unter dem Gesichtspunkt, daß in der Krebsbekämpfung auch das
geprüft werden sollte, was nicht der gängigen wissenschaftlichen Meinung
entspricht, ist die Bundesregierung nach wie vor offen, Forschungsvor-
haben zur Problematik der ‹Erdstrahlen› der Arbeitsgruppe zuzuleiten und
methodisch akzeptable Projekte einer Förderung zuzuführen.» (S. 41)

Die Bundesregierung bewilligte daraufhin einen Betrag von
400 000 DM zur Durchführung geeigneter Untersuchungen. Mit
der Durchführung wurden die Professoren H. L. König und H.-D.
Betz in München beauftragt.

8.2.2 Die Untersuchungen von König und Betz

König und Betz stellen auf Grund ihrer sorgfältigen Literatur-Re-
cherchen zunächst fest:

«Wir halten es entgegen häufig geübter Praxis für absolut unergiebig,
ausschließlich die von den Rutengängern sich allgemein selbst zuge-
schriebenen Leistungen im wörtlichen Sinne zu prüfen, da jeder halbwegs
Informierte weiß, daß es diese Leistungen in der Regel nicht gibt.» (S. 22)

Daher stellten sie sich im Sinne einer orientierenden Vorunter-
suchung zunächst die einfachere, aber notwendige Frage: Können
Rutengänger überhaupt eine «Strahlung» aus dem Boden feststellen?
Diese Frage kann nur dann bejaht werden, wenn verschiedene Ru-
tengänger den Rutenausschlag immer an derselben Stelle feststellen.
Hierzu wurden zunächst Versuche im Gelände durchgeführt.

«Es war zu untersuchen, ob bestimmte Menschen, meist sogenannte
Rutengänger, reproduzierbare körperliche Reaktionen empfinden können,
welche nur vom Ort abhängen und nicht durch normale Sinnesreize zu
erklären sind. Hierzu wurden Hunderte von Versuchspersonen den ver-

schiedensten Doppelblind-Tests unterzogen und dabei die Reproduzierbarkeit des sogenannten Rutenausschlages geprüft.» (S. 8) «Unter Einschluß der Vorphase fand eine Überprüfung von etwa 500 Personen in nahezu 10 000 Einzelexperimenten auf über 50 Versuchsstrecken an insgesamt 160 Experimentiertagen statt.» (S. 8) «Wir haben an verschiedenen Orten insgesamt 17 verschiedene, im Freien befindliche Teststrecken mit Längen zwischen 4 und 25 Metern benutzt, um diese durch insgesamt über dreihundert Versuchspersonen begehen zu lassen. Die Strecken wurden von erfahrenen Rutengängern nach der Maßgabe ausgewählt, daß an bestimmten Stellen ‹starke› Reize vorhanden sein sollten...» (S. 52) «Nach Meinung der ‹erfahrenen› Rutengänger hätten sich an wenigen Stellen der jeder Strecke ganz klare Häufungen der Rutenreaktionen ergeben sollen. Die tatsächlich erhaltenen Ergebnisse sahen jedoch in aller Regel nicht annähernd danach aus... Die Ausschläge verteilten sich auf die gesamte zur Begehung verfügbare Länge. Damit war sehr schnell klar geworden, daß der Anspruch, durchschnittlich ausgebildete Rutengänger könnten nach eindeutigen Kriterien bestimmte Orte identifizieren, in das Reich des Wunschdenkens verwiesen werden muß.» (S. 53)

8.2.3 Scheunenexperimente

Nachdem die Versuche im Gelände ergebnislos geblieben waren, sollte geprüft werden, ob überhaupt ein Effekt, d. h. eine rutengängerische Fähigkeit vorhanden ist. Für die statistische Auswertung mußte eine sehr viel größere Zahl von experimentellen Daten beschafft werden. Dies war nur durch Prüfung an künstlichen variablen Wasserleitungen möglich. Die ursprünglich im Bundestag gestellte Frage nach geopathogenen Reizzonen war somit auf die Erkennbarkeit künstlicher wasserdurchflossener Leitungen durch Rutenausschläge reduziert. Hierzu diente das «Scheunen-Experiment»:

«Der Versuchsaufbau befand sich über zwei Etagen verteilt in einem hölzernen Gebäude (Scheune) nördlich von München. Im Erdgeschoß war die Anordnung zur Erzeugung des künstlichen ‹Reizes› (Leitungen, quer zu der darüber befindlichen Teststrecke) installiert und konnte im Bereich von circa 10 Meter längs der Teststrecke verschoben werden. (S. 101)... Sodann wurde die künstliche Reizquelle unter die Teststrecke gebracht und deren Position der Versuchsperson mitgeteilt, damit sie sich eventuell entsprechend stimulieren konnte.» (S. 109)... «[Für die Hauptversuche] waren die streng doppel-blind ausgelegten Versuche in Serien zu je 10 Einzelexperimenten unterteilt.» (S. 110)

Bei diesem Scheunen-Experiment mit künstlichen unbekannten Reizen handelte es sich insgesamt um 900 Einzeltests mit 43 Versuchspersonen, gegliedert in 107 Serien mit unterschiedlicher Anzahl von Einzelprüfungen (S. 135). Insgesamt ergab sich:

«Einige Rutengänger wiesen bei speziellen Aufgaben eine außerordentlich hohe Treffsicherheit auf, welche kaum oder nicht durch den Zufall erklärt werden kann.» (S. 9) ... «So erbrachte der Proband Nr. 99 bei den Feldversuchen erstaunliche Resultate und war bei der Wasserfindung unter realen Bedingungen bisher unerklärt erfolgreich» (S. 142, 143). «Die Treffsicherheit durchschnittlicher Rutengänger war in den durchgeführten Testreihen schlecht und in den meisten Fällen kaum oder nicht vom Zufall zu unterscheiden.» (S. 9)

Als Ergebnis der Versuche von König und Betz besteht Einigkeit aller Beteiligten darüber, daß von den 500 untersuchten Rutengängern kein einziger unter kontrollierten Bedingungen die Leistungen vollbracht hat, von denen er vorher behauptet hatte, daß er sie unter kontrollierten Bedingungen vollbringen könnte. Die Diskussion geht nur noch darum, ob wenigstens einige Rutengänger überhaupt signifikante Erfolge bei der Suche nach Erdstrahlen (genauer: den von wasserdurchflossenen Leitungen ausgehenden Strahlen) erzielt hätten. Da die heutige Physik derartige Strahlen nicht kennt, wäre schon ein überzufälliger Nachweis derartiger Strahlen, selbst wenn er nicht so perfekt ausfiele wie von dem Rutengänger behauptet, ein wertvoller Erfolg für die Erdstrahlfreunde und würde die Physik vor ernste Erklärungsschwierigkeiten stellen. Mit diesem klaren Ergebnis war die Diskussion jedoch keineswegs abgeschlossen, vielmehr setzt sie sich seit Jahren in der Literatur fort.

8.2.4 Experimente der GWUP

Nachdem mehrere Autoren der GWUP (siehe Abschnitt 11.2) bereits 1989 massive, fundierte Kritik am Versuchsaufbau und der Interpretation der König-Betz-Ergebnisse geübt hatten,[5] führten Robert König, Jürgen Moll und Amardeo Sarma im Rahmen der GWUP in Kassel eigene Wünschelruten-Tests durch.[6] Es waren das Fließen von Wasser in Leitungen und der Inhalt von Kästchen zu prüfen. Ergebnis: Kein Rutengänger konnte seine eigene Erfolgsvoraussage erreichen. Die Gesamttrefferquote lag für beide Versuche nahe an der Zufallserwartung.

8.2.5 Die Kontroverse Enright – Betz

Zehn Jahre nach der Durchführung der Wünschelruten-Experimente von Betz und König ist die kontroverse Diskussion um deren Resultate noch immer nicht zur Ruhe gekommen. 1995 konnte der amerikanische Wissenschaftler James T. Enright[7] zeigen, daß auch die Datenanalyse von König und Betz fragwürdig war. Insgesamt bestehe kein Grund, so Enright, in den Daten etwas anderes als Zufallsergebnisse zu sehen.[8] Enright geht nicht von dem Buch «Der Wünschelruten-Report» aus, sondern untersucht den vollständigen wissenschaftlichen Schlußbericht.[9] Er bescheinigt den Autoren sorgfältige Versuchsplanung und -durchführung, gelangt jedoch bei der Auswertung der Daten zu einem anderen Ergebnis.

Enright kommt zu dem Schluß, daß auch die von König und Betz als besonders fähig eingestufte Versuchsperson Nr. 99 bei Wiederholungen keine hohe Trefferwahrscheinlichkeit mehr erzielte. Nimmt man alle Ergebnisse dieser Versuchsperson zusammen, kann der Schluß, ihre Ergebnisse seien durch Zufall zustande gekommen, nicht mehr signifikant zurückgewiesen werden. Insgesamt behauptet Enright, die positiven Ergebnisse seien nur dadurch zustande gekommen, daß König und Betz *nach* Abschluß der Versuche ein für die Wünschelrutenfreunde besonders günstiges statistisches Auswertungsverfahren gewählt hätten. Lege man dagegen die gängigen Statistiken zugrunde, sei kein Wünschelruteneffekt mehr festzustellen. Vielmehr hätten 5 der 6 besten Wünschelrutengänger besser abgeschnitten, wenn sie, statt den Rutenausschlag zu beachten, einfach die Mitte der Strecke angegeben hätten. Demnach läge hier der Schluß vor, den ich (siehe Abschnitt 3.10.1) als Kasino-Irrtum bezeichnet hatte, und der hier durch unzulässige Statistik-Selektion nach Abschluß der Versuche zustande gekommen wäre.

Zusammenfassend bleibt festzustellen: Keine einzige der 500 untersuchten Personen erbrachte Leistungen, die im gewöhnlichen Sinne «brauchbar» waren. Die Frage, ob einige Personen wenigstens überzufällige Ergebnisse erbrachten, ist weiterhin umstritten. Die ursprünglich gestellte Frage nach der krankheiterzeugenden Wirkung von Erdstrahlen konnte nicht beantwortet, nicht einmal ansatzweise behandelt werden.

Wohlgemerkt: Aus der Tatsache, daß beim Wasserleitungs-Suchen keiner der Rutengänger getroffen hat, folgt nicht, daß es überhaupt keine Erdstrahlen gäbe. Die *Vermutung* der Skeptiker, daß Wünschelrute und Pendel nur die Erwartungshaltung des Operators wiedergeben, ist nicht vollkommen inhaltsgleich mit der *Vermutung*, daß Erdstrahlen überhaupt nicht existieren. Es könnte ja sein, daß es Erdstrahlen gibt, daß jedoch die bisher eingesetzten Wünschelruten und Pendel nicht die geeigneten Werkzeuge zum Nachweis der Erdstrahlen sind.

8.3 Erdstrahlen, Pendel und mentale Phänomene nach Rohrbach

8.3.1 Vorbemerkung

Zur Person: Prof. Dr.-Ing. Christof Rohrbach[10] (Jahrgang 1925): Vizepräsident und Professor der Bundesanstalt für Materialforschung und -prüfung (BAM), Träger des Ehrenringes des VDI, 56 wissenschaftliche Veröffentlichungen insbesondere auf dem Gebiet der Meßtechnik. Mehrere Bücher, Standardwerk «Elektrisches Messen mechanischer Größen».[11]

Rohrbachs professionelle Kompetenz auf dem Gebiet der Meßtechnik und wissenschaftlichen Forschung ist demnach über jeden Zweifel erhaben. Ich kenne keine zwei Bücher über denselben Gegenstand, die sich in ihrer Aussage, ja schon in ihrem Vorverständnis so stark unterscheiden wie «Der Wünschelruten-Report» von König und Betz gegenüber «Radiästhesie»[12] von Rohrbach. Liest man beide Bücher nebeneinander, so könnte man meinen, sie stammten aus verschiedenen Jahrhunderten und seien auf verschiedenen Kontinenten geschrieben. Tatsächlich sind sie jedoch gleichzeitig entstanden, nämlich in den frühen 90er Jahren des 20. Jahrhunderts und noch dazu am gleichen Ort – in Bayern.

König und Betz ringen nach Beobachtung von 500 Rutengängern um die Frage, ob es überhaupt Erdstrahlen gibt, und versuchen diese Frage durch aufwendige statistische Untersuchungen zu klären. Im Gegensatz dazu setzt Rohrbach die Existenz von Erdstrahlen als absolut selbstverständlich voraus. Es ist für ihn auch vollkommen klar, daß diese in Form von regelmäßig angeordneten Gittern verschiedener Richtung und Maschenweite vorkommen. Dazu kommen Strahlen in der Umgebung von Wasseradern und Verwerfungen des Bodens. Diese Erdstrahlen findet Rohrbach mit Wünschelrute oder Pendel ebenso sicher wie ein Navigator die Nordrichtung mit einem guten Kompaß. Das Buch enthält keine einzige statistische Berechnung oder eine Signifikanzprüfung zur Sicherung der Ergebnisse; diese wären angesichts der Perfektion der Meßergebnisse gänzlich überflüssig.

8.3.2 Radiästhetische Gitter

Wie in der radiästhetischen Literatur seit langem beschrieben, sollen die Erdstrahlen der Erde nicht an allen Punkten gleichmäßig entströmen, sondern in Form von regelmäßigen Gittern unterschiedlicher Maschenweite auftreten. Derartige Gitter können auch dreidimensional geschichtet sein, so daß ein kubischer Aufbau entsteht. Solche Strukturen können mit Rute und Pendel geortet werden.

«*Nord-Süd-Gitter.* Wie auch andere Gitter besteht das Nord-Süd-Gitter im Querschnitt aus sich kreuzenden Reizstreifen, innerhalb derer besondere Strahlungsverhältnisse vorliegen. Der Name Nord-Süd-Gitter (NSG) bringt zum Ausdruck, daß dieses Gitter von Norden nach Süden ausgerichtet ist. Außer der Bezeichnung ‹N-S-Gitter› findet man im Schrifttum weitere Namen, so ‹Hartmanngitter›... ‹Globalnetz›, ‹Globalgitter› und ‹1. Gitter›... Dieses Gitter setzt sich nun fort, wobei in unseren Breiten etwa alle 10 m ein etwa 1 m breiter Reizstreifen hoher Intensität auftritt, der von Benker entdeckt wurde und nach ihm ‹Benkerstreifen› genannt wird. ... Benker entdeckte auch, daß sich diese Streifen in Form von ‹Wänden› vertikal erstrecken und etwa alle 10 m von horizontal verlaufenden ‹Wänden› unterbrochen werden. Sie sind also etwa kubenförmig angeordnet; er nannte diese Struktur ‹atomares Kubensystem›. ... Die Struktur der N-S-Gitter mit elektromagnetischen Wellen ist zeitlichen und örtlichen Änderungen unterworfen. So kann sich die Breite der Reizzone am gleichen Ort z. B. von 31 auf 23 cm ändern.» (S. 33, 37)

«*Diagonalgitter*... Das bekannteste Gitter dieser Art ist das sog. Diagonalgitter (DG), das meist etwa in Richtung Nord-West bzw. Nord-Ost verläuft. Es wurde zuerst von Curry beschrieben[13] und wird deshalb auch Curry-Gitter oder nach Schneider 2. Gitter genannt. Das DG hat die gleiche Struktur wie das NSG, ist jedoch breiter. ... Gitterweiten liegen in Deutschland bei 3 bis 4 m, schwanken aber zeitlich und örtlich. ... So kann z. B. eine negative Kreuzung, die bei einer Hausuntersuchung im Erdgeschoß festgestellt wurde, im 2. Stock positiv sein usw.» (S. 42, 43) [Die zugehörige Zeichnung zeigt als Ergebnis einer Pendelmessung auf einer 7 m x 8 m großen Fläche ein Diagonalgitter zusammen mit dem Nord-Süd-Gitter, wobei die Positionen auf 1 cm genau angegeben sind. M.L.]

8.3.3 Untersuchung eines Hauses

Nach der Messung im Gelände folgt die Untersuchung eines Hauses zwecks Festlegung der Zonen, in denen die Erdstrahlen innerhalb des Hauses Gesundheitsstörungen erwarten lassen.

«... Die eigentliche Untersuchung soll außerhalb des Hauses beginnen. Als erstes mißt man die Nordrichtung mit einem guten Kompaß ein. ... Als nächstes umschreitet man das Haus, sucht dabei die Benkerstreifen des NSG und markiert sie durch Holzstäbchen am Rand des Hauses. ... Sie müssen entsprechend der Breite des Benkerstreifens etwa 1 m auseinanderliegen. Sie werden vermessen und dann in den Plan eingetragen. Dabei hat man insofern eine zweite Kontrolle, als sich die Benkerstreifen nach Norden erstrecken und sich an zwei gegenüberliegenden Seiten des Hauses treffen müssen. ... Die folgenden Arbeiten werden innerhalb des Hauses durchgeführt. Man folgt der Verwerfung, die ja nicht unbedingt gerade verlaufen muß und besonders der Wasserader mit den oben beschriebenen Techniken. Nachdem alle Reizzonen in den Plan eingetragen sind, werden alle kritischen Stellen mit den passenden Pendeln genau lokalisiert. Anschließend wird die Lage der Horizontalstrahlung des NSG ermittelt und in einen Aufriß des Gebäudes eingetragen. Dann erfolgt die Beurteilung und eine eventuelle Abhilfe, die meist im Verstellen von Möbeln besteht, aber auch durch Entstörmaßnahmen erfolgen kann. ... Der Schreibtisch wird verschoben, um sicher aus dem Bereich der gefährlichen Benkerkreuzung zu kommen. Dann werden die Betten ... plaziert, weil das linke Bett im Kopfbereich eine gefährliche Strahlung aus Benkerstreifen und Wasserader aufweist. Hierbei wird im oberen Bett ein Reizstreifen des NSG in Kauf genommen, beim unteren Bett eine Kreuzung zweier Reizstreifen des NSG im Fußbereich toleriert. Für das Bett bei C kann eine ideal reizfreie Zone gefunden werden. Die Sitzgruppe bei D wird neu gestaltet und zwar so, daß sich im Benkerstreifen ein Beistelltisch befindet. In der Küche wird der Herd gemäß E mit einem Beistelltisch vertauscht, um den Standort vor dem Herd, der relativ oft eingenommen wird, aus dem Bereich der NSG-Kreuzung und der Verwerfung zu entfernen.» (S. 154, 155)

Trifft das zu, ist die Physik unvollständig, denn sie hat die Existenz derartiger Strahlen bisher nicht bemerkt. Nach Ansicht der meisten Geologen gibt es gar keine Wasseradern. Danach fließt das Wasser nicht in eng begrenzten Adern, sondern strömt eher in breitflächigen Schichten. Diese Frage sei der Geologie anheimgestellt. Angenommen, es gäbe Wasseradern, stellt sich für die Physik die Frage, weshalb diese an und über der Erdoberfläche Strahlen erzeugen sollten. Ebenso ist physikalisch unklar, weshalb Verwerfungen Strahlen hervorrufen könnten. Immerhin erscheint mir ein Zusammenhang von Strahlen – welcher Art auch immer – (Beeinflussung des elektrischen Feldes?) mit dem Aufbau des Erdbodens und seiner Inhaltsstoffe verständlich, falls eine Verbindung zwischen der Erde, den Strahlen und Wahrnehmungsfähigkeit (einiger) Menschen erwiesen werden könnte.

Eine andere Qualität hat die Behauptung, Erdstrahlen träten in Form von regelmäßigen Gittern auf. Die Maschenweite der Gitter soll sich nur geringfügig mit der geographischen Breite ändern (S. 37, 38). Die Erde wäre demnach von einem Netz von Reizstreifen umgeben, ähnlich wie z.B. Melonen in einem Transportnetz angeboten werden. Die Entfernung vom Pol zum Äquator beträgt 10 000 km. Das Nord-Süd-Gitter müßte also auf dieser Strecke 5 Millionen Streifen aufweisen. Wenn eine Bettumstellung sinnvoll sein soll, muß die Lage der Gitter jahrelang unverändert bleiben.

Im Rahmen der Vierkräftelehre kommen nur elektrische Kräfte in Frage. Wie oben erläutert, können elektromagnetische Wellen stehende Wellen bilden, wenn ihre Ausbreitung durch bestimmte Einspannbedingungen eingeschränkt ist. Das Auftreten stehender elektromagnetischer Wellen auf der Erdoberfläche in Form eines Gitters mit Millionen von Streifen, die jahrelang auf Zentimeter genau ortsfest bleiben, ist jedoch nach meiner Kenntnis der Physik und Geologie nicht verständlich. Die Entdeckung eines solchen Gitters würde Physik und Geologie vor völlig neue Fragen stellen.

8.3.4 Abschirmung von Erdstrahlen

Da die Erdstrahlen als gesundheitsschädlich angesehen werden, bemüht sich Rohrbach ebenso wie andere Autoren um ihre Abschirmung.

«Die relativ schmale Wasserader strahlt ein Strahlenbündel aus ... Die auf dem Boden ausgelegte Abschirmung ... schneidet aus dem Strahlenbündel einen sektorartigen strahlenfreien Raum heraus, der sich nach oben erweitert. Das aufgestellte Bett wird so strahlenfrei. In ... ist das Ergebnis einer praktischen Abschirmung einer Wasserader wiedergegeben. ... Auf dem Boden [d. h. 5 m unter dem Bett, das sich im zweiten Stockwerk befindet, M.L.] ist ein Maschengitter aus feuerverzinktem Stahl von 2 m Länge und 1 m Breite, etwa gleich der Nutzweite eines Bettes, ausgelegt. Die Maschenweite beträgt 11 mm.» (S. 195–198)

Die Physik kennt die Existenz einer Wasserader-Strahlung und die Möglichkeit, diese abzuschirmen, bislang nicht.

Ein idealer Fall für eine entsprechende *Test*anordnung wäre folgende: Der Operator mutet die unter einer Schule verlaufende Wasserader vom zweiten Stockwerk aus und bringt eine Abschirmung der von ihm selbst gewählten Art im darunter liegenden Klassenzimmer an. Danach werden die Messungen wiederholt, wobei nach dem Zufallsprinzip das Maschengitter angebracht wird oder nicht. Der Operator hat das Vorhandensein oder Fehlen der Abschirmung festzustellen. Hinweis zur Ermittlung der Zufallsreihenfolge: Wenn 20 Durchgänge geplant sind, nehme man 10 rote und 10 schwarze Karten und mische diese. Die Matte ist dann entsprechend dem Auftreten der Karten (rot = Strahlung geht durch; schwarz = Strahlung wird abgeschirmt) im Kartenstapel anzubringen. Auf diese Weise ist sichergestellt, daß die Matte zehnmal vorhanden und zehnmal nicht vorhanden ist. Andernfalls wird die mathematische Auswertung sehr erschwert.

Ferner behauptet Rohrbach die Existenz einer magnetohydrodynamischen Strahlung und deren gesundheitsschädigender Wirkung:

«Die magnetohydrodynamische Strahlung tritt vor allem in allen Gittern, über den Verwerfungen und auch den Wasseradern auf. Sie wirkt vermutlich stark auf den Menschen ein ... Sie muß also, wenigstens so lange, bis nähere Kenntnisse über ihre Geopathie vorliegen, beim Abschirmen berücksichtigt werden. Es genügt schon, zwei Magnete ... an zwei Fußpunkten eines Bettes anzubringen, um eine wirksame Abschirmung zu erzielen. Hierbei ist darauf zu achten, daß sich in der Nähe der Magnete keine Eisenteile befinden, welche das Feld der Magnete deformieren könnten. Auf jeden Fall sollte die korrekte Schirmwirkung nachgeprüft werden.» (S. 198)

Eine magnetohydrodynamische Strahlung in Luft und die Möglichkeit ihrer Abschirmung durch Magnete kennt die Physik nicht.

Auch dies ist ein idealer Fall für einen *Test*. Der Operator mutet die Strahlung und stellt die von ihm gewählten Abschirmmagnete auf. Danach werden im Doppelblindversuch nach dem Zufallsprinzip die Magnete oder gleich aussehende nichtmagnetische Stoffe angebracht. Der Operator hat das Vorhandensein oder Fehlen der Magnete durch das Vorhandensein der Schirmwirkung festzustellen. Dabei darf der Pendel nicht aus ferromagnetischem Material bestehen, da sonst die Anwesenheit der Magnete einfach durch Kraftwirkung auf den Pendel zu bemerken wäre.

8.3.5 Mentale Ortung einer Wasserader

Viele Rutengänger nehmen an, es sei nicht nur möglich, Wasseradern im Gelände zu finden, sondern auch auf einer Landkarte. Rohrbach schreibt dazu:

> «... ein Beispiel für die mentale Radiästhesie ... Der Operator bewegt einen Pendel über eine Landkarte eines weit entfernten Gebietes und hat sich z. B. wie folgt programmiert: ‹Wenn der Pendel auf eine Stelle der Landkarte zeigt, auf er sich eine Wasserader befindet, soll er sich rechts herum drehen.› Befindet sich der Operator sehr weit von der Wasserader entfernt, z. B. 10 000 km, muß eine physikalische Erklärung ausgeschlossen werden. Der Vorgang – er ist vielfach glaubhaft dokumentiert – ... spielt sich im rein Geistigen ab. Dieses Gebiet bezeichnet man auch als ‹Teleradiästhesie›.» (S. 13–14)

Nach der Physik müßte es dann mehr als vier Kräfte geben. Damit ist die Reproduktion von Eigenschaften einer Wasserader durch eine Landkarte im Rahmen der heutigen Physik nicht verständlich, zumal der Zeichner einer Landkarte von der Existenz der Wasserader nichts weiß.

8.3.6 Mentale Ortung einer Person

Das Finden einer gesuchten Person durch mentale Teleradiästhesie beschreibt Rohrbach folgendermaßen:

> «Zunächst stellt man sich ... auf eine gesuchte Person ein. ... Dann ‹fegt› man langsam mit einem Lineal ... eine Landkarte mit passendem

Maßstab in Pfeilrichtung ab, nachdem man sich … wie folgt eingestellt hat: Wenn die rechte Seite meines Lineals über die Stelle der Landkarte fährt, auf der sich die gesuchte Person X befindet, soll mein Pendel von Linksdrehung auf Rechtsdrehung übergehen. Ist dies der Fall, ist eine Koordinate gefunden. Anschließend dreht man das Lineal um 90° und wiederholt der Vorgang von oben nach unten. Die gesuchte Person befindet sich dann im Schnittpunkt der beiden Koordinaten.» (S. 173–174)

Auch hier – wie im Fall der mentalen Ortung der Wasseradern – wäre die Physik unvollständig. Die Tatsachenaussagen über das Finden von Wasseradern und Personen mittels Kartenpendelns sollten leicht prüfbar sein. Allerdings erinnere ich an die bisher erfolglosen Versuche der Paragnosten in den genannten Kriminalfällen im Abschnitt 7.4. Warum beim Finden von Personen auch die mentale Teleradiästhesie mittels Kartenpendelns so eklatant versagt hat, scheint mir erklärungsbedürftig.

8.4 Mein Haupt-*Test* der Radiästhesie

Rohrbach gibt auf S. 124 eine Zeichnung des Resonanzpendels auf 0,1 mm genau. Dieser Pendel wird nach seinen Angaben durch die stehenden Wellen, die von einem technischen Sender (S. 123, 124) erzeugt werden, zu Resonanzschwingungen erregt.

Die Physik würde hiermit eines ihrer Grundexperimente, den Nachweis der elektromagnetischen Wellen durch Heinrich Hertz im Jahre 1886, fortentwickeln. Heinrich Hertz erzeugte elektromagnetische Wellen durch Kondensatorentladung über eine Funkenstrecke (Sende-Antenne). Zum Nachweis der Wellen wurde eine gleichartige Empfangsantenne verwendet. In der Empfangsantenne traten Fünkchen auf, die mit einer Lupe beobachtet wurden. Hertz konnte u. a. zeigen, daß sich stehende Wellen ausbildeten, wenn die Ausbreitung der Welle auf einen abgeschlossenen Raum begrenzt war (Nachweis der Wellennatur) und daß die Empfangsantenne nur ansprach, wenn sie parallel zur Sendeantenne angeordnet wurde (Nachweis der Polarisierbarkeit der Welle). Heute braucht man nicht mehr nach Fünkchen zu suchen, vielmehr bringt man in der Mitte der Empfangsantenne ein Lämpchen an. Dieses leuchtet und ermöglicht so einen beliebten Demonstrationsversuch für elektromagnetische Wellen.

Ganz analog wäre hier zu verfahren. Anstelle des Leuchtens tritt hier das Schwingen des Pendels ein. Dies wäre dadurch zu erklären, daß der Operator die Energie der aufgefangenen elektromagnetischen Welle fühlt, so daß seine Muskeln/Nerven erregt werden und den Pendel in Bewegung setzen. Bei Versuchen ist auf die Beschaffenheit der Haut und Schweißbildung zu achten, da diese Faktoren die Empfindlichkeit des Operators für die elektromagnetische Energie beeinflussen und eventuell eine Gleichrichterwirkung hervorrufen könnten. So weit wäre der Versuch nur eine neue Variante des bekannten Demonstrationsversuches, wobei das Lämpchen durch das System Operator/Pendel ersetzt ist. Der physikalische Versuch hätte hierdurch eine medizinische Erweiterung erfahren. Dieser *Test* ist aus folgenden Gründen geradezu ideal:

1. Der Generator kann über einen Computer ein- oder ausgeschaltet werden, ohne daß der Operator dies bemerkt. Er *test*et also den Zustand des Generators mit einer Trefferwahrscheinlichkeit von $p = 0,5$.

2. Die Frequenzen des Generators können verändert werden, ohne daß der Operator dies bemerkt. Entsprechend der auf den S. 29 und 124 angegebenen Auflösung sollte der Operator mindestens 50 verschiedene Frequenzen unterscheiden können ($p = 0,02$). Daher wird schon bei zwei Treffern in zwei Versuchen ein hochsignifikantes Ergebnis erzielt; bei drei Treffern in drei Versuchen liegt das Ergebnis jenseits vernünftigen Zweifels.

3. Falls dieser *Test* gelingt, ist zunächst nur bewiesen, daß der Versuch von Heinrich Hertz nun auch mit einem Pendel, also durch die Vermittlung der Muskel/Nervenerregung eines Menschen und deren Nachweis durch eine Pendelschwingung durchgeführt werden kann. Er ist zunächst an eine massive, technisch hervorgerufene Energieeinströmung gebunden.

4. Durch Variation der Amplitude des Signals und/oder der Entfernung kann der Übergang von dieser massiven Beeinflussung zu den winzigen Signalen, wie sie in der übrigen Radiästhesie vorliegen (sollen), stetig und kontinuierlich vollzogen werden.

5. Der bisher unbekannte Bereich der Radiästhesie kann auf diese Weise kontinuierlich und in allen Phasen nachvollziehbar an den bekannten technischen Bereich angeschlossen werden.

6. In einer weiteren Phase kann der Übergang zu den mentalen Erscheinungen durchgeführt werden.

7. Diese Versuche stellen eine interdisziplinäre Studie von Technik und Medizin dar.
8. Die Geräte stehen in jeder Universität zur Verfügung; die Kosten sind gering.
9. Es bestehen keine ethischen Bedenken.

8.5 Heutige Anwendung von Erdstrahlen und Feng Shui

8.5.1 Erdstrahlen, Feng Shui und Planetenenergien in Massing

Im Marktflecken Massing im Rottal zwischen München und Passau wurde ein Siedlungsgebiet nach geomantischen Gesichtspunkten geplant. Nach der Zeichnung dürfte es sich um eine Investition im zweistelligen Millionenbereich handeln. Peter und Barbara Newerla berichten über das Feng-Shui-Dorf Massing.[14]

«Eine der wesentlichen Grundlagen des neuen Bebauungsplans, den das Architekturbüro Hofmeister in Zusammenarbeit mit der Architektin Dylla erstellte, bildete eine ... radiästhetische Untersuchung des gesamten Geländes durch Christian Söhmisch, Bauingenieur und Heilpraktiker, und Andrea Herzig. ... Unter anderem wurde eine starke, quer durch das Gebiet verlaufende Störzone, eine sogenannte ‹wasserführende Verwerfung› mit hoher Intensität und der ungewöhnlichen Breite von 15 bis 20 Metern ausgemacht. Diesen Bereich von einer Wohnbebauung frei-zuhalten, gehörte zu den größten Herausforderungen. ... Denn das Leben auf einer solchen Zone führt bei Mensch und Tier im Laufe von einigen Jahren meist zu erheblichen gesundheitlichen Beeinträchtigungen. ... Auch nach den Regeln des Feng Shui wirkt sich die jetzt geschwun-gene Straßenführung wesentlich günstiger auf eine harmonische Ver-sorgung des ganzen Gebiets mit der Lebenskraft ‹Chi› aus. ... Weitere Messungen ... ergaben eine energetische Anbindung des Geländes durch eine ‹Leyline› an den nahegelegenen Wallfahrtsort Anzenberg. Eine zweite Leyline kreuzt diese im Bereich des sogenannten ‹Herzens›. Die Leylines können hier als eine Art energetischer «Hauptschlagader» verstanden werden. Im näheren Umfeld des Schnittpunkts liegt auch der sogenannte ‹heilige Platz›, aus radiästhetischer Sicht der vitalenergetische Mittelpunkt oder die ‹Seele› des Ortes: ein Kraftfeld von rund 10 Metern Durchmesser mit deutlich erhöhtem Energieniveau, das sich laut Alles-sandra Dylla als eine ‹angenehm wohlige Atmosphäre› manifestiert. ... Was die Geomanten sichtbar werden ließen, erscheint dann wie die Organe eines großen Körpers: Der ‹Heilige Platz› als energetisches

Zentrum und Impulsgeber, die Leylines als ‹Blutbahnen› zur energetischen Versorgung und zum Austausch von Informationen mit der umgebenden Landschaft, verschiedene Einstrahlpunkte für die Aufnahme planetarer Energien und schließlich das ‹Schwarze Loch› als Punkt der Ausscheidung.»

Esotera erläutert geomantische Begriffe:

«*Leyline*: Mit Leyline bezeichnet man überregionale geomantische Zonen, die über zum Teil große Entfernungen hinweg bestimmte heilige Orte in gerader Linie miteinander verbinden und normalerweise keine geologischen Bezüge haben. Leylines sind in der Regel künstlich erzeugt und scheinen eine Art energetisches Kommunikations- und Informationssystem darzustellen. *Einstrahlpunkt*: Ein Punkt unbegrenzter Energie, an dem eine spezielle Planetenkraft fühlbar und wirksam ist.»

8.5.2 Geomantische Baukunst in Mammendorf

Hans-Jörg Müller ist Geomant, Künstler, Gründer und Dozent der Schule für Geomantie «Hagia Chora». Im rund 40 km westlich von München liegenden Mammendorf erhielt das Büro Axis Mundi den Auftrag, das neue Gebäude der bayerischen «Ökoring-Handels-GmbH» (Kosten 3,5 Millionen DM) unter geomantischen Aspekten zu planen und nach Feng-Shui-Richtlinien zu gestalten.

«Nach einer radiästhetischen Untersuchung des Baugrundes habe man eine klassische Entstörmethode realisiert – die Unterschüttung der gesamten Baufläche mit Kalk. Das aus Muscheln zusammengesetzte Sediment entstöre Wasser und schaffe ein positives Gefühlsfeld, so der Geomant.»[15]

Durch Mammendorf und Massing hat die Lehre von den Erdstrahlen eine neue Qualität erreicht. Die Existenz der Erdstrahlen wird als selbstverständlich vorausgesetzt; ihre Ermittlung und Berücksichtigung erfolgt im Rahmen einer Architektenleistung. Woher sind die «Einstrahlpunkte für die Aufnahme planetarer Energien» bekannt? Sind die Einflüsse der Planeten gut oder schlecht? Ändern sie sich zeitlich entsprechend der Stellung der Planeten über dem Ort? Woher ist ein über große Entfernungen wirksames «energetisches Kommunikations- und Informationssystem» bekannt?

Die in Massing und vielen anderen Orten angewendete Bauweise stellt eine radikale Herausforderung an die heutige Physik dar. Nach der Feng-Shui-Lehre gibt es eine Kraft «Chi», die aus dem Kosmos kommt, auf den Menschen wirkt und von ihm durch Bauten gelenkt werden kann. Diese Aussagen stehen im klaren Widerspruch zur Vierkräftelehre der heutigen Physik, weil diese eine planetare oder kosmische Energie wie Chi nicht kennt. Im Falle ihrer Bestätigung würde die Feng-Shui-Lehre eine radikale Änderung der Physik erzwingen, indem sie eine 5. Kraft zu berücksichtigen hätte.

Wohlgemerkt: Diese Einschätzung bezieht sich nur auf den Teil der Feng-Shui-Lehre, der sich mit Energien, kosmischen Einflüssen und Kräften befaßt. Der ästhetische Teil der Feng-Shui-Lehre, der einen besonderen Architekturstil entwickelt, liegt außerhalb meiner Betrachtung. Ob ein Haus nach den Schönheitsidealen des Klassizismus, des Bauhauses, der Anthroposophie oder des Feng Shui errichtet wird, ist mir als Physiker gleichgültig.

Nachdem diese Anlage schon gebaut ist, wird ein *Test* durch unterschiedliche Rutengänger schwierig, da diese die Bearbeitung des Geländes erkennen. Um so wichtiger wäre es, die Experten der genannten Firmen den weiter unten angegebenen Gitter-*Test* absolvieren zu lassen. Sie müßten die Erdstrahlen mit Leichtigkeit nachweisen und so der Debatte um die Existenz von Erdstrahlen ein schnelles Ende bereiten können. Wegen der Berücksichtigung von Erdstrahlen beim Umgang mit Millionen-Investitionen sind nicht nur der Umweltminister und der Gesundheitsminister, sondern auch das Wirtschaftsministerium bzw. das Ministerium für Raumordnung und Städtebau gefordert. Die Angabe, daß Erdstrahlen durch Muschelkalk entstört werden, ermöglicht einen *Test*, indem die Operatoren im Doppelblindversuch prüfen sollten, ob ein bestimmtes Gelände bereits mit Muschelkalk entstört wurde oder nicht. Die Feng-Shui-Berater versprechen den Bewohnern eines Hauses durch die Gestaltung nach ihren Regeln Gesundheit, Glück und finanziellen Erfolg. Hierdurch ist die Lehre praktisch gegen Prüfung immunisiert, da diese Erfolge auch noch von vielen anderen Einflüssen abhängen. Prüfbar ist dagegen die vielfach vorgetragene Behauptung, daß durch die Feng-Shui-Gestaltung Sauerstoff ins Haus gelenkt werden könne.

8.5.3 Erdstrahlen und Magnetfeldrichtung

Manche Operatoren berichten, daß über Verwerfungen oder anderen geologischen Anomalien «der Kompaß verrückt spielt», also Anomalien der Magnetfeldrichtung auftreten. Diese Beobachtung ist sehr wichtig für die Aufklärung des Rutenphänomens und hätte auch militärische Bedeutung, da sie die Orientierung der Soldaten im Gelände erschweren könnte.

Das fragliche Gebiet wird von einem Operator gemutet und markiert. Dann wird eine Schnur von etwa 20 m Länge von einem Ausgangspunkt A in Richtung auf einen weit entfernten Punkt B über dieses Gebiet gespannt. Im Sommer 1999 besuchte ich einen Waldbrandwächter auf seinem Turm. Er zeigte mir sein Fernglas mit eingebautem Kompaß. Hiermit kann man ein Ziel beobachten und gleichzeitig die Kompaßrichtung mit einer Genauigkeit von etwa 0,2° feststellen. Ein Beobachter sollte mit einem solchen Glas über die Schnur gehen, den Punkt B beobachten und die Kompaßrichtungen einem Helfer zurufen, der sie aufschreibt. Im zweiten Durchgang wechseln Beobachter und Helfer ihre Funktion. Ein ideales Forschungsprojekt für Geomanten, einen Volkshochschulverein und den Bundeswehr-Reservistenverband.

8.5.4 Weitere Berichte über Erdstrahlen und Gesundheit

Anne Niemeyer berichtet unter dem Titel «Die Suche nach dem ‹guten Platz›»[16] über Erdstrahluntersuchungen, wobei die Existenz der Erdstrahlen und ihre Nachweisbarkeit durch Wünschelruten als völlig selbstverständlich angesehen wird, ohne daß es einer statistischen Auswertung oder Signifikanzrechnung bedürfte. Umstritten ist lediglich, ob die Erdstrahlen durch spezielle Matten abgeschirmt werden können oder nicht.

«Jede Art krankmachender Erdstrahlung scheint dabei typische Symptome hervorzurufen. Rutengänger Hans-Dieter Schweikart: ‹Ich habe in den letzten zehn Jahren über 8000 Betten nach Störzonen untersucht und noch nie eine kranke Person in einem unbelasteten Bett gefunden.› ... Seit Jahren arbeitet das Ärzte-Ehepaar Banis mit Rutengängern zusammen, die eine geopathische Belastung in Bettplatz-Skizzen dokumentieren. Dr. Reimar Banis: ‹Ich habe in fünfzehn Jahren Praxis kaum einen Krebspatienten kennen gelernt, der keine geopathische Belastung hatte.› Seine Frau Dr. Ulrike Banis ... beobachtete seit 1993 insgesamt 18 operierte Patienten mit Krebs im Anfangsstadium über einen Zeitraum von sechs Jahren. Alle hatten nach Diagnose der Krebskrankheit ihr Bett umgestellt. ‹Erstaunlich war für mich, daß keiner aus dieser Gruppe Metastasen bekam. Ich hatte aufgrund der statistischen Wahrscheinlichkeit und meiner bisherigen Erfahrung mit vier bis fünf Todesfällen innerhalb dieser Zeit gerechnet.›»

Besonders beeindruckend ist die Erfüllung eines jahrelangen Kinderwunsches: Nach mehreren Fehlgeburten ließ die 34jährige Frau S. durch Dr. Ulrike Banis einen Geopathie-*Test* durchführen.

«Dieser ergab, daß eine Belastung durch Erdstrahlen vorhanden sein mußte. Die anschließende Untersuchung eines Rutengängers ergab eine geopathische Belastung vom Kopf bis zum Becken, die durch eine Globalnetz-Kreuzung und ein zusätzliches Curry-Doppelkreuz im Beckenbereich verstärkt wurde. Nach ihrer Bettumstellung im November 1997 war Frau S. schon im folgenden Monat schwanger geworden und wurde neun Monate später von einer gesunden Tochter entbunden.»

Es wäre zu fragen, ob hier ein Kasino-Irrtum vorliegt oder bei wie vielen Frauen mit unerfülltem Kinderwunsch eine radiästhetische Untersuchung mit Bettumstellung vorgenommen wurde und bei wie vielen die Maßnahme zum Erfolg geführt haben. Ebenso sollte der Zusammenhang zwischen Krebserkrankungen und Erdstrahlen statistisch geprüft werden.

8.5.5 Gute Erdstrahlen in Bischofsgrün
In den bisherigen Ausführungen wurde von der gesundheitsschädlichen Wirkung der Erdstrahlen gesprochen mit der Warnung, diese zu vermeiden oder abzuschirmen. Andererseits werden (andere?) Erdstrahlen wegen ihrer gesundheitsfördernden Wirkung in Kurorten eingesetzt. Bischofsgrün, der heilklimatische Kurort im Fichtelgebirge, wirbt in einer Fernsehsendung:

«Hier gibt es etwas ganz Besonderes: Den Ort der Kraft – Erdmagnetische Strahlen aus der Tiefe wirken auf den Körper. Insgesamt sind in Deutschland nur 6 solcher Plätze bekannt.»

Der Ort der Kraft liegt im Natur-Kurpark ca. 100 m unterhalb des Ortsrandes auf einer abfallenden Wiese mit Blick auf die schöne

Fichtelgebirgslandschaft. Er ist jederzeit kostenlos zugänglich und besteht aus einem annähernd rechteckigen ca. 10 m x 15 m großen, durch einen niedrigen Holzzaun abgegrenzten äußeren Platz und einem darin befindlichen, ebenso abgegrenzten ca. 4 m x 4 m großen inneren Gebiet, das als «stärkster Platz» bezeichnet wird. Eine Tafel am Rande erklärt:

«Den für Sie richtigen Standort entnehmen Sie bitte der nebenstehenden Skizze. Falls Ihnen dieser Kraftort auf irgendeine Weise Heilung oder Linderung gebracht hat, wäre ich Ihnen dankbar, wenn Sie diese der hiesigen Kurverwaltung oder den öffentlichen Medien schriftlich mitteilen würden, damit auch andere geplagte Menschen hier Hilfe finden können. Sollten Sie noch Fragen haben, wenden Sie sich vertrauensvoll an mich. Ihr Lebensberater: Lothar Meinhardt, Ludwigstr. 111, 87437 Kempten, Tel. 0831/66438»

Eine Skizze auf der Tafel weist dem Ort der Kraft folgende Krankheiten zu:

Norden:	Depressionen, Angstzustände
Nordosten:	Verdauungsprobleme, Rheuma
Osten:	Nieren-, Gallen-, Leberleiden
Südosten:	Augenprobleme, Sehstörungen
Süden:	Prostata-Unterleibsprobleme
Südwesten:	Herzprobleme, Atmungsorgane
Westen:	Schwindelanfälle, Gleichgewichtsstörungen
Nordwesten:	Krampfadern, Tennisarm, OP-Folgen
In der Mitte:	Stärkster Platz: alle schweren Krankheiten, Durchblutungsstörungen, Wirbelsäulenprobleme, Knochenprobleme

Es wäre mindestens zu fragen, auf welche Weise Herr Meinhardt diesen Ort gefunden und die einzelnen Krankheiten auf den Meter genau zugeordnet hat. Ferner ist zu fragen, woher bekannt ist, daß diese Strahlen gesundheitsfördernd wirken, während Erdstrahlen sonst als gesundheitsschädlich angesehen werden. Jedenfalls wäre Herr Meinhardt ein idealer Kandidat für den von mir vorgeschlagenen Gitter-*Test*.

8.6 Eigene Vorschläge für Erdstrahl-*Tests*

8.6.1 Gitter-*Test*

Es geht um die Frage, ob ein Pendelausschlag auftritt, weil der Operator eine bestimmte Erwartungshaltung hat oder ob an dieser Stelle des Raumes tatsächlich ein Erdstrahl vorhanden ist. Ich schlage einen Gitter-*Test* vor. Erforderlich ist ein etwa 8 m langer Weg, der keine Unebenheiten oder andere Orientierungsmerkmale aufweist. Derartige Wege lassen sich z. B. in Schulfluren, in Krankenhausgängen, im Kurhaus oder am Rande eines Schwimmbeckens finden. Turnhallen sind gut geeignet und haben zudem den Vorteil, daß sie an vielen Stunden der Woche leer stehen, so daß Volkshochschulen mit Unterstützung eines wissenschaftsinteressierten Schuldirektors dort üben könnten.

Auf dem Boden wird eine Gerade mit Kreide markiert. Nach den Aussagen der Operatoren wird eine solche Gerade die Erdstrahlgitter in mehreren Punkten schneiden, so daß an diesen Schnittpunkten ein Pendelausschlag zu erwarten ist. Der *Test* besteht darin, ob der Operator diese Punkte auch findet, wenn er mit verbundenen Augen über die Strecke geht und den Ausgangspunkt seiner Wanderung nicht kennt.

Vorversuch: Der Operator geht mit offenen Augen über die Strecke und findet z. B. die Schnittpunkte mit dem Nord-Süd-Gitter. Danach setzt er sich in einen Rollstuhl und wird mit offenen Augen über die Strecke gerollt. Entscheidend ist, ob er die Gitterpunkte an derselben Stelle findet. Falls ja, ist damit bewiesen, daß der Rollstuhl das Erdstrahlgitter nicht stört. Dies ist nicht selbstverständlich. Beispielsweise hatte ich in einem Fall vorgeschlagen, das rollbare Stativ einer Fernsehkamera zu verwenden. Hierauf wurde eingewandt, dieses Stativ habe Pyramidenform und könne daher die Erdstrahlen beeinflussen. Es ist also ein rollbarer Untersatz zu ermitteln (z. B. Aktenrollkisten, Bett, Gartengerät oder dergl.), der nach Auskunft des Operators die Erdstrahlen nicht stört.

1. Variante: Beispielsweise stellt sich der Operator mental darauf ein, das Nord-Süd-Gitter zu finden, das eine Maschenweite von 2 m hat. Es möge der erste Gitterpunkt 1 m entfernt vom Ausgangspunkt der Rollstrecke gefunden worden sein, die folgenden haben einen Abstand von 3 bzw. 5 m. Nun beginnt der eigentliche *Test*.

Dem Operator werden die Augen verbunden. Der Ausgangspunkt der Rollstrecke wird jetzt gemäß einem vorher bestimmten Zufallsprogramm in einem Bereich von ± 1 m verlegt. Wenn der Operator einen Gitterpunkt mit einer Genauigkeit von 10 cm findet, beträgt die Wahrscheinlichkeit, ihn durch Zufall zu treffen, p = 0,05. Daher wird schon nach wenigen Durchgängen eine hohe Aussagekraft erreicht. Die Geschwindigkeit des Rollens ist dem Wunsch des Operators anzupassen, ebenso sein Wunsch nach Vor- und Zurückrollen. Aus den Videoaufnahmen wird die Übereinstimmung der gemuteten Punkte geprüft. Die Auswertung entscheidet, ob die Physik ergänzt werden muß.

Das Rollen mit verbundenen Augen hat nur den Zweck, den Operator über den Ausgangspunkt seiner Wanderung auf der Geraden im Unklaren zu halten. Ob er, an dem ihm unbekannten Ausgangspunkt seiner Wanderung angekommen, sich mit verbundenen Augen weiter rollen läßt oder selbst geht, sei den individuellen Versuchsbedingungen überlassen.

Wenn bei einer Maschenweite des Gitters von 2 m der Operator eine Genauigkeit von 10 cm angibt, sollte die Strecke vor der Auswertung in 20 Abschnitte von 10 cm Länge geteilt werden, damit zweifelsfrei feststeht, ob der Rutenausschlag in diesem Abschnitt lag oder nicht. Dies ergibt eine Wahrscheinlichkeit für Treffer oder Nichttreffer von 5 % bzw. 95 %. Wird dagegen die Ortung der Strecke kontinuierlich zugeordnet, kann es durch Rundungsfehler zu fehlerhaften Ergebnissen kommen.

2. Variante: Ein erster Operator schreitet den Weg ab und stellt die Gitter-Punkte fest. Seine Ergebnisse werden von den Videokameras registriert. Danach schreitet ein zweiter Operator den Weg ab. Zu prüfen ist, ob beide Operatoren die gleiche Lage der Gitter-Punkte finden. Diese Variante hat den Vorteil, daß die Operatoren sehend arbeiten können, jedoch den Nachteil, daß sie einige Information erhalten. So können sie beim Blick in die Umgebung die Himmelsrichtung feststellen und so die Richtung (nicht jedoch die Lage) des Nord-Süd-Gitters auch ohne den Pendel feststellen.

3. Variante: Zwei Operatoren begehen nacheinander eine Wohnung oder das Schulgebäude. Es ist wie bei der 2. Variante die Übereinstimmung der Aussagen zu prüfen. Bei einer Wohnung ist darauf zu achten, daß die Operatoren geneigt sein könnten, immer im Be-

reich des Bettes eine geopathogene Zone festzustellen, weil sie vermuten, daß ihr Auftraggeber die Empfehlung der Bettumstellung erwartet. In Schul- oder Bürogebäuden sollten derartige markante Punkte fehlen.

Vorteile der von mir vorgeschlagenen *Tests* gegenüber den König-Betz-Experimenten: Es entfällt der große finanziell-technische Aufwand zum Betrieb der Wasserleitungen. Es wird nicht nach Wasserleitungen gesucht, sondern nach den von den Operatoren selbst angenommenen Gittern bzw. Wasseradern oder Verwerfungen. Dies entspricht auch der ursprünglichen Frage nach geopathogenen Wirkungen von Erdstrahlen. Falls es tatsächlich eine geopathogene Wirkung geben sollte, wäre es verständlich, daß diese von Erdstrahlgittern oder geologischen Verwerfungen verursacht würden. Eine krankheitserzeugende Wirkung von Trinkwasserleitungen erscheint demgegenüber wenig glaubhaft. Ethische Bedenken gegen das Experiment sind nicht erkennbar.

8.6.2 Prospektiver geologisch-radiästhetischer *Test*

Angesichts der regen Bautätigkeit in Deutschland schlage ich vor, einen Bauplatz und dessen Umgebung *vor* der Ausschachtung von Operatoren begehen zu lassen. Die Operatoren werden die Erdstrahl-Gitter und Verwerfungen finden. Diese Aussagen werden mit Videokameras festgehalten. Beim Ausheben der Baugrube werden – gegebenenfalls unter Mitwirkung von Geologen der Max-Planck-Gesellschaft – die Erdmassen daraufhin geprüft, ob sich in ihnen Wasseradern, Verwerfungen und dergleichen befinden. Ebenso wird nach dem Aushub geprüft, ob sich die Mutungen in der Umgebung ändern. Nach positiven Ergebnissen müßte sich die Geologie neu orientieren.

8.6.3 *Test* mit künstlichen elektrischen Feldern

Während Magnetfelder harmlos sind, können elektrische Felder tödliche Schläge erteilen. Die Versuche dürfen daher nur von Personen durchgeführt werden, die für den Umgang mit elektrischen Spannungen und Strömen qualifiziert sind und durch Wahl der Spannungen, Isolationsmaßnahmen und Schutzwiderstände Gefahren zuverlässig ausschließen.

Ich möchte die Aufmerksamkeit auf eine Einflußgröße lenken, die bisher nicht experimentell berücksichtigt wurde.[17] König und

Betz haben in ihrem Buch «Erdstrahlen» eine Vielzahl physikalischer Parameter auf den *Test*strecken untersucht (S. 117/118): Gamma-Strahlen des radioaktiven Elements Kalium-40, elektromagnetische Feldstärken im LW-, MW-, und UKW-Bereich, statisches Erdmagnetfeld, Bodenleitfähigkeit und Bodenschall, spezifische elektrische Widerstände der oberen Bodenschichten sowie Bodenunruhe im Bereich von 2–100 Hz.

Mir fällt auf, daß eine Größe nicht beachtet wurde, deren Messung eigentlich nahe läge, nämlich die elektrische Feldstärke. Dies liegt *vermutlich* daran, daß die Messung statischer oder langsam veränderlicher elektrischer Felder meßtechnisch schwierig ist. Andererseits erscheint mir eine Berücksichtigung der elektrischen Felder aus folgenden Gründen besonders erfolgversprechend:

1. In Bodennähe ist immer ein elektrisches Feld vorhanden. In der Evolution hat sich bei vielen Tieren eine Wahrnehmungsempfindlichkeit für diese Größe herausgebildet. Daher ist nicht auszuschließen, daß auch (einige) Menschen diese Fähigkeit besitzen.

2. Eine Wahrnehmungsfähigkeit des Menschen für elektrische Felder ist viel wahrscheinlicher als für Gamma-Strahlen.

3. König und Betz weisen (S. 153, 231) darauf hin, daß möglicherweise Rutengänger nicht primär Wasser, sondern damit verbundene andere geologische Phänomene muten. Es wäre denkbar, daß (strömendes) Wasser unter bestimmten geologischen Bedingungen elektrische Felder hervorruft oder das vorhandene Feld beeinflußt.

4. Die schlechten Ergebnisse der Scheunen-Experimente könnten dadurch gedeutet werden, daß die Rutengänger nicht den gewohnten elektrischen Bodenkontakt hatten.

5. Die vielfach beobachtete zeitlich abnehmende Mutungsfähigkeit der Versuchspersonen ist vielleicht nicht nur einfache Ermüdung. Sie könnte auch darauf zurückzuführen sein, daß durch Schweiß der elektrische Hautwiderstand und damit die Wahrnehmungsfähigkeit für elektrische Felder herabgesetzt wird.

Zwar ist die Messung vorhandener elektrischer Felder schwer, die gezielte Erzeugung elektrischer Felder jedoch einfach. Man braucht nur Metallgegenstände mit elektrischen Spannungsquellen zu verbinden. Bei einfacher Geometrie der Leiter (z. B. langer Draht oder große Platte) ist die Berechnung der hierdurch erzeugten Felder nach bekannten Formeln leicht möglich. König und Betz stellten fest (S. 113–116, 127, 143), daß Versuchspersonen Magnetfelder nicht zu fühlen vermögen. Ich schlage daher vor, bei zukünftigen Experimenten Versuchspersonen anstelle von Magnetfeldern elektrische Felder muten zu lassen, also statt einer Spule eine Platten- oder Drahtanordnung zu verwenden.

9. Alternative physikalisch-medizinische Verfahren

9.1 Wilhelm Reich und das Orgon

Wilhelm Reich (1897–1957) war Arzt und Psychoanalytiker.[1] Sein 1933 veröffentlichtes Werk «Massenpsychologie des Faschismus» erlangte im Zusammenhang mit der Studentenbewegung von 1968 gesellschaftliche Bedeutung. Reichs Leistungen auf dem Gebiet der Medizin/Psychologie/Politik liegen außerhalb meiner Beurteilung. Ich beschäftige mich nur mit seinen Arbeiten im Bereich der Physik. Durch diese Arbeiten, so schreibt esotera[2] zu seinem 100. Geburtstag, gewann er

«die Erkenntnis, daß eine Energie existieren muß, die im Kosmos, in der Erdatmosphäre, in jeder Materie und vor allem in jedem Organismus vorkommt ... Es mußte sich um eine allgegenwärtige Kraft handeln, die in der Atmosphäre, im Körper von Lebewesen und in jeder Materie vorhanden ist. Reich nannte sie ‹Orgon›.»

9.2 Heiko Lassek und medizinische Anwendungen des Orgon

«Heiko Lassek, geb. 1957, ist niedergelassener Arzt mit Praxis in Berlin-Grunewald. Er wurde durch Dr. Eva Reich bevollmächtigt, ein Institut mit dem Namen ihres Vaters zu gründen und zu leiten. Seit 1987 ist er erster Vorsitzender der ‹Wilhelm Reich Gesellschaft zur Erforschung lebensenergetischer Prozesse e. V.›, in der Ärzte und Hochschullehrer das Gesamtwerk Reichs kritisch sichten. In internationaler Lehrtätigkeit bildet er Ärzte und Psychologen in Vegeto/Orgontherapie aus.»[3]

Im Januar 1998 fand in der Berliner Archenhold-Sternwarte eine Podiumsdiskussion zwischen Walter von Lucadou, Heiko Lassek, einem isländischen Ethnologen und mir zum Thema «Welten und Gegenwelten» statt. Im Anschluß an diese Veranstaltung gab Heiko Lassek mir freundlicherweise Gelegenheit zu einem langen Gespräch und einer Probesitzung. Ich saß in dem Orgonakkumulator wie in einem kleinen Strandkorb. Die Tür hat in Augenhöhe eine Öffnung von 18 cm x 18 cm; man kann ohne Schwierigkeiten die Umgebung sehen und mit dem Arzt sprechen. Die Tür ist nur durch einen Magnetverschluß mit dem Gehäuse verbunden, also mit leichtem Druck auch von innen zu öffnen. In seinem Buch «Orgon-Therapie» berichtet Lassek über seine Erfahrungen mit der Behandlung schwerstkranker Menschen:

«Als erfolgreich sehe ich eine Behandlung an, die deutliche Reduktion oder vollständiges Absetzen der vorher notwendigen Medikamente ermöglicht und Schmerzzustände weitestgehend vermindert oder völlig zum Verschwinden bringt. Bislang haben ich selbst und von mir ausgebildete Arztkollegen die nachfolgend aufgeführten Erkrankungen und Symptomenkomplexe durch Orgontherapie weitgehend erfolgreich behandelt: Trigeminusneuralgien, chronische Schmerzzustände des Bewegungsapparates, insbesondere der Wirbelsäule, chronische Sinusitiden (Nasennebenhöhlenprozesse), chronische Bronchitis, Asthma bronchiale, Atmungsfunktionsstörungen bei Lungenemphysem, chronische Gallenkoliken – auch akute Koliken als Notfall, verschiedene Formen essentieller Hypertonie, chronisches Glaukom, Morbus Menière, Hypothyreose (Schilddrüsenunterfunktion), Epilepsie, Ovarialzysten, Neurodermitis, Hypertonie (Bluthochdruck), Tinnitus (Ohrengeräusche), Migräne, chronisch lymphatische Leukämien, Non-Hodgkin-Lymphome, zahlreiche Rückführungen von krebsverdächtigen, normalerweise chirurgisch zu entfernenden Gebärmutterveränderungen zum Normalbefund, Blasenpapillome, chronische Depressionszustände, Angstneurosen, spezifische Krebsformen bei jüngeren und älteren Menschen.»[4]

Ferner berichtet Lassek über 17 schwerstkranke Krebspatienten, die schulmedizinisch austherapiert waren; sie lebten nur unter Einsatz der Medikamente «Temgesic und Morphinsulfat, die stärksten Schmerzmittel, die man Krebskranken erst seit Mitte der achtziger Jahre im letzten Stadium verschreiben darf». Diesen habe er zwar keine Heilung versprechen können, unter seiner Orgonbehandlung konnte jedoch der Schmerzmitteleinsatz drastisch vermindert werden. Die Betroffenen berichteten über eine «eindrucksvolle Steigerung der Lebensqualität». Die Lebensdauer sei gegenüber der schulmedizinischen Prognose deutlich verlängert worden, so daß die Patienten noch geschäftliche und private Projekte in Angriff nehmen und erfolgreich abschließen konnten, bevor sie in Ruhe ohne Schmerzen gestorben seien.[5] Lassek betont zum Abschluß des Kapitels:

«Alle hier geschilderten Erfolge wurden durch alleinigen Einsatz einer einfachen Apparatur – des Orgonakkumulators – erreicht, deren Wirkung viele Menschen noch immer als ‹Hirngespinst› bezeichnen. Eine breit angelegte wissenschaftliche Studie würde sie eines Besseren belehren. Ökonomisch wie gesundheitspolitisch bedeutsam ist auch das Potential zur Kostendämpfung, das durch massenhafte Verbreitung solcher Apparaturen erschlossen werden könnte.»

Lasseks Berichte über seine medizinischen Erfolge kann ich als Physiker weder prüfen noch bewerten. Die Physik kennt die Existenz von Orgon und seine Beeinflußbarkeit durch Akkumulatoren verschiedener Art nicht. In Anbetracht der medizinischen Kompliziertheit der Krankheitsfälle und der großen ethischen Probleme kann ich keinen *Test* vorschlagen. Vielmehr nehme ich angesichts der neuentstandenen Lage eine abwartende Haltung ein. Bisher wurde die Lehre Reichs nur in weit verstreuten, schwer zu findenden Veröffentlichungen vermittelt. Heiko Lassek hat eine neue Lage geschaffen, indem er Reichs Lehre, ihre Anwendung in konkreten medizinischen Fällen und die technische Konstruktion von Orgon-Geräten in seinem allgemein zugänglichen Buch dargestellt hat.

9.3 Elektroakupunkturdiagnose nach Voll (EAV)

9.3.1 Definition und Abgrenzung
Zur Abgrenzung stelle ich zunächst die Begriffe klar: Es ist bekannt, daß bestimmte (vorwiegend chinesische) Medizinlehren an der Oberfläche des Menschen Akupunkturpunkte annehmen. In diese werden vom Arzt Akupunkturnadeln gestochen. Hierdurch wird die Heilung von Organen angestrebt, die mit den Akupunkturpunkten durch Meridiane verbunden sind. So soll beispielsweise eine Heilung von Nierenkrankheiten dadurch erreicht werden, daß ein bestimmter Punkt des Ohres mit einer Akupunkturnadel gestochen wird. Es ist auch möglich, die Akupunkturpunkte mit oder ohne Nadeln elektrisch zu reizen. Dieses Elektroakupunktur-Verfahren ist beihilfefähig[6], wird also vom Staat als wirkungsvolle Therapie angesehen.

Zu diesen Verfahren nehme ich nicht Stellung, da sie direkt in den menschlichen Körper eingreifen. Sie liegen im Bereich der

Medizin, also außerhalb meiner Zuständigkeit. Ich erwähne sie nur zur Abgrenzung zu den weiter unten zu besprechenden Verfahren. Ich verwende im folgenden den Begriff «Akupunkturpunkt» rein pragmatisch in der Bedeutung «Der Punkt, an dem der Arzt die Akupunkturnadel setzt», ohne auf eine Begründung des Verfahrens oder die Frage nach der Existenz der Meridiane einzugehen. Im Gegensatz dazu liegen die folgenden Verfahren direkt im Bereich der Physik.

9.3.2 Prinzip der EAV

Wenn Akupunkturpunkte als ausgezeichnete Punkte an der Oberfläche des Menschen existieren, ist es naheliegend, diese auch physikalisch zu untersuchen. Die weiteste Verbreitung hat die Elektroakupunkturdiagnose nach Voll (EAV) gefunden, die von dem deutschen Arzt Reinhold Voll entwickelt wurde. Hierfür gibt es die Internationale Medizinische Gesellschaft für Elektroakupunktur nach Voll (IMGEAV), die auf eine lange Tradition zurückblicken kann, da sie 2002 bereits ihre 46. Jahreshauptversammlung in Bad Kreuznach durchführte (www.eav.org).

Das EAV-Gerät besteht im Prinzip zunächst aus einer elektrischen Schaltung, einem Zeigerinstrument und zwei Leitungen. Eine Leitung (rechts in der Zeichnung) wird mit einem flächenhaften Kontakt am Patienten befestigt. Die andere führt zu einem Meßstift, der vom Arzt auf den Patienten aufgesetzt und auf dessen Körperoberfläche bewegt wird. Hiermit wird der elektrische Widerstand des Patienten zwischen bestimmten Punkten der Körperoberfläche gemessen. Wie diese variierenden Widerstände zu erklären und gegebenenfalls diagnostisch zu nutzen sind, ist Sache der Medizin und liegt außerhalb meiner Beurteilung.

Die erklärungsfordernde Spannung zur Physik ergibt sich durch die von Voll vorgenommene Erweiterung dieser Messung: Er setzte eine Meßwabe in das Gerät oder in eine der Leitungen zwischen dem Gerät und dem Patienten. Diese Meßwabe ist ein Zylinder mit achsenparallelen Bohrungen zur Aufnahme von Testampullen. Die Testampullen werden in die Meßwabe gesteckt ähnlich wie die Patronen in die Trommel eines Revolvers.

Der Arzt bewegt den Meßstift, bis er einen Akupunkturpunkt findet und bringt dann verschiedene Substanzen in die Meßwabe. Bei einer bestimmten Substanz tritt ein starker Zeigerausschlag auf,

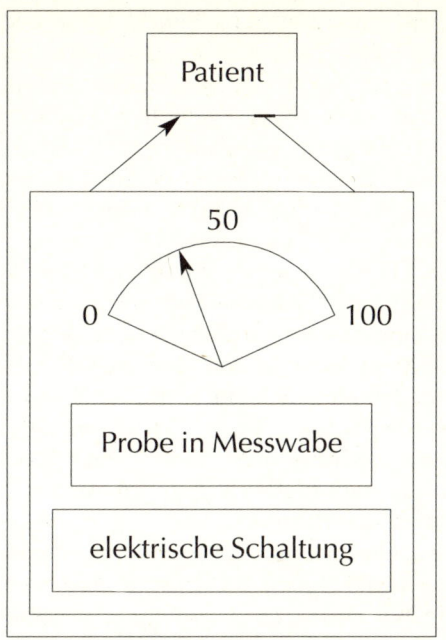

Abb. 5: Prinzip der Elektroakupunkturdiagnose nach Voll (EAV)

der sich im Lauf der Zeit auch ändern kann. Tritt ein besonders
starker Zeigerausschlag auf, wenn z. B. das Pilzgift Aflatoxin in die
Meßwabe gebracht wird, so ist damit die Diagnose gestellt, daß der
Patient eine Aflatoxinvergiftung hat. Es ist auch möglich, Lebens-
mittel in die Meßwabe zu bringen, um festzustellen, ob sie für den
Patienten bekömmlich sind (EAV als Mittel der Diagnose).

In einem zweiten Schritt werden verschiedene Medikamente in
geschlossener Ampulle in die Meßwabe gesetzt. Das Medikament,
das einen bestimmten Zeigerausschlag hervorruft, gilt als geeignet
zur Behandlung der Krankheit (EAV als Mittel der Therapie).

Trifft das zu, müßten Physik, Medizin und Elektrotechnik radikal
geändert oder ergänzt werden. Es wäre verständlich, daß sich der
Ausschlag eines Diagnoseinstruments ändert, wenn dem Patienten
ein Medikament tatsächlich gegeben wird; beispielsweise könnte
durch Fiebersenkung der Hautwiderstand beeinflußt werden. Das
geschieht hier aber nicht, das Medikament wird vielmehr nicht nur

151

dem Patienten nicht gegeben, es bleibt in seiner verschlossenen Ampulle. Das Gerät zeigt an, wie der Patient reagierte, würde man ihm das Medikament reichen. Eine solche angenommene Messung ist für die Physik zumindest schwer verständlich. Eine andere Erklärung wäre, daß das Medikament irgendwelche «Schwingungen», «Strahlen» oder «Informationen» aussendet, die den Patienten beeinflussen oder in «Resonanz» zu seiner Krankheit stehen. Hierdurch würde sich sein Widerstand verändern, was durch das Instrument angezeigt wird. Auch dies wäre für die Physik unverständlich.

Vom Standpunkt der Elektrotechnik wäre schwer verständlich, wie eine Substanz der untersuchten Art in einer geschlossenen Ampulle einen Menschen oder eine elektrische Schaltung so beeinflussen könnte, daß hierdurch ein deutlicher Zeigerausschlag hervorgerufen würde. Es wäre (bei Wechselstrom) verständlich, daß sich die Anzeige des Instruments ändert, wenn Proben aus Holz, Kupfer oder Eisen in die Meßwabe gebracht werden, da diese Stoffe stark unterschiedliche elektrische und magnetische Eigenschaften besitzen. Man kennt auch die Geräte, mit denen die Sicherheitskontrolle auf den Flughäfen nach Waffen sucht; ebenso die Diebstahlsicherungen in Warenhäusern. In diesen Fällen handelt es sich um die Beeinflussung eines magnetischen Feldes durch Metalle bzw. kleine Magnete. Im Gegensatz dazu soll bei der EAV ein Zeigerausschlag auftreten, wenn verschiedene Lebensmittel oder Medikamente getestet werden. Hier ist eine elektrische/magnetische Unterscheidung sehr unwahrscheinlich, weil sich diese Stoffe in elektrischer Hinsicht nur wenig, in magnetischer Hinsicht praktisch nicht unterscheiden.

Dagegen könnte eingewendet werden, daß ich als Physiker für die Untersuchung eines medizinischen Diagnoseverfahrens nicht zuständig sei. Hierauf entgegne ich, daß ich mich nicht zu einer Reaktion des Patienten bei Medikamentengabe äußere. Diese liegt hier aber auch gar nicht vor. Vielmehr wird bei der EAV das Medikament gerade in der verschlossenen Ampulle gelassen. Es tritt also keine medizinisch zu untersuchende Wirkung ein, sondern das Präparat wirkt aus der verschlossenen Flasche heraus durch den leeren Raum bzw. elektrische Leitungen auf eine elektrische Schaltung und/oder den Patienten. Derartige Wirkungen liegen nach Ansicht der heutigen Lehrbuchphysik innerhalb ihres Zuständigkeitsbereichs. Im Sinne des Ketten-Arguments frage ich nach der Kraft, die

zwischen der Substanz in der geschlossenen Ampulle in der Meßwabe und dem Patienten und/oder der elektrischen Schaltung wirkt.

Die Lage ist ähnlich wie bei der Entdeckung der Radioaktivität
durch Becquerel im Jahre 1896. Damals wurde festgestellt, daß die
Physik unvollständig sein mußte, denn sie kannte weder die Eigenschaft der Uranerze (die Radioaktivität) noch die Wirkung der Uranerze in die Umgebung (die Alpha-, Beta- und Gammastrahlen).
Analog müßte z. B. das Aflatoxin in der Ampulle eine Eigenschaft
haben, die wir heute nicht kennen, und es müßten von ihr Signale
ausgehen, die heute ebenfalls unbekannt sind. Die Aufklärung dieser
beiden Fragen würde eine Erweiterung der Physik erzwingen, die
der damaligen Erweiterung ebenbürtig wäre.

9.3.3 Eigene *Test*-Vorschläge

Ähnlich wie beim Pendeln besteht meine *Vermutung* als Skeptiker
darin, daß der Erfolg der Methode auf der guten diagnostischen
Fähigkeit des Arztes beruht. Er erkennt aus seiner Erfahrung, welche
Krankheit der Patient hat und welches Medikament dagegen einzusetzen ist. Wenn er diese Substanz in die Meßwabe legt, verstärkt er
bewußt oder unbewußt den Druck auf den Meßstift und ruft so den
Zeigerausschlag hervor.

Hier ist die *Test*möglichkeit in idealer Weise gegeben, weil – im
Gegensatz zu den medizinischen *Tests* der Homöopathie – keinem
Menschen Medikamente gegeben werden. Hierdurch sind ethische
Probleme stark gemindert. Zumindest sollten keine ethischen Be-
denken bestehen, wenn Ärzte, die nach eigener Aussage diese Me-
thode gut beherrschen, sich gegenseitig untersuchen.

Test (1. Variante): Der Apparat wird vom Arzt entsprechend
seiner üblichen Vorgehensweise betätigt und die passende homöopathische Arznei festgestellt, z. B. Belladonna D30. Dann werden
die Etiketten aller homöopathischen Präparate zugeklebt und der
Versuch wiederholt. Zu prüfen ist, ob der Arzt wieder dasselbe Präparat ermittelt. Auf diesen Fall sind die Rechnungen des Abschnitts
«Statistik» leicht anwendbar. Stehen z. B. 30 verschiedene homöopathische Präparate zur Verfügung, so beträgt die Wahrscheinlichkeit, dieses rein zufällig zu finden, $1/30$. Findet der Arzt auch beim
zweiten Versuch dasselbe Präparat, so ist die Wahrscheinlichkeit für
einen Zufallstreffer $1/900$ und so fort.

Test (2. Variante): Der in EAV erfahrene Arzt findet das passende

Medikament. Danach legt ein anderer Arzt oder ein Skeptiker die Medikamente in das Gerät, ohne daß der 1. Arzt dieses sieht (hat den Vorteil, daß die Etiketten nicht zugeklebt zu werden brauchen). Dieser Arzt oder Skeptiker darf das Ergebnis des ersten Durchgangs nicht kennen, damit er nicht unbewußt Signale gibt, wenn das im ersten Durchgang festgestellte Medikament an die Reihe kommt. Zu prüfen ist, ob der Arzt das im 1. Durchgang festgestellte Medikament auch im 2. Durchgang findet.

Test (3. Variante): Ich *vermute*, daß der Arzt (un)bewußt den Druck auf den Meßstift verstärkt, wenn das nach seiner Meinung richtige Medikament in die Meßwabe gelegt wird. Dieser Effekt könnte eintreten, wenn der Arzt vor jedem Wechsel des Medikaments den Stift absetzt und danach wieder aufsetzt. Der *Test* beruht darauf, die beiden Vorgänge (das Wechseln des Medikaments und das Aufsetzen des Stiftes) zu entkoppeln. Beispielsweise könnte der Arzt den Stift ständig am Patienten lassen, während ein Helfer die Präparate wechselt, ohne dem Arzt den Namen des Medikaments mitzuteilen. Oder ein Helfer hält den Stift am Patienten, während der Arzt die Medikamente wechselt.

Test (4. Variante): Anstelle des Stiftes wird eine kleine Kontaktplatte verwendet, die an dem zuvor ermittelten Akupunkturpunkt mit einem Klebstreifen oder Saugnapf am Patienten befestigt wird. Diese Kontaktplatte bleibt während der gesamten Untersuchung am Patienten befestigt. Es werden nur die Medikamente in der Meßwabe gewechselt und die Ausschläge des Instruments beobachtet.

Test (5. Variante): Nach der Ermittlung des Akupunkturpunktes wird in diesen eine Akupunkturnadel gestochen, die während des ganzen Versuchs im Patienten verbleibt. Der Meßstift des EAV-Gerätes wird elektrisch leitend mit der Nadel verbunden. Weiter wie oben.

Test (6. Variante): Mehrere Ärzte, die nach eigener Aussage die Methode gut beherrschen, untersuchen unabhängig voneinander denselben Patienten, der eine klar definierte (den Ärzten nicht bekannte und nicht von außen sichtbare) Krankheit bzw. Allergie hat. Die Etiketten der Medikamente sind zugeklebt. Zu prüfen ist, ob die Ärzte dieselbe Diagnose stellen und dasselbe Medikament ermitteln.

Ein sehr aussagekräftiger *Test* wäre zu erwarten, wenn die Medikamente in der Meßwabe für den Patienten besonders wichtig sind.

So wäre zu prüfen, ob bei einem Diabetiker die EAV zwischen Zukker und Insulin zu unterscheiden vermag, bei einem Alkoholiker zwischen Wasser und Alkohol. Ebenso sollte geprüft werden, ob die EAV funktioniert, wenn der Arzt den Patienten vor der Anwendung der EAV nicht gesehen und nicht mit ihm gesprochen hat.

Da alle Wirkungsmechanismen der EAV der heutigen Physik unbekannt sind, hätten diese leicht durchführbaren *Tests* im Falle ihres Gelingens eine außerordentliche Wirkung. Eine kritische Betrachtung der Physik wäre durch die EAV wesentlich leichter möglich als durch Untersuchungen der Homöopathie, da keine medizinischen Reaktionen auf Medikamentengaben untersucht zu werden brauchen. Die *Bewährung* der EAV würde nicht nur die heutige Physik, sondern auch die Medizin verändern.

Man kennt die kilometergroßen Beschleunigeranlagen, z. B. das DESY in Hamburg, das CERN bei Genf, die Milliardensummen verschlingen. Wenn die Physiker noch größere Anlagen bauen und dafür noch mehr Geld haben wollen, dann fragen die Politiker: «Kennen Sie die Geräte, mit denen Otto Hahn und Fritz Straßmann 1938 die Kernspaltung entdeckten? Die Geräte paßten alle auf einen Tisch, der jetzt im Museum in München steht. Warum brauchen Sie heute so viel Geld?» Die Physiker haben dann große Mühe, den Politikern zu erklären, warum sie nicht mit einem Tisch auskommen. Durch Prüfung der EAV ließe sich der «Hahn-Tisch» des 21. Jahrhunderts realisieren. Die vorhandenen Geräte passen auf den Tisch einer Arztpraxis. Wenn sich das Verfahren in meinen oben angegebenen *Tests bewährt*, dann muß die Physik so erweitert werden wie durch die Entdeckung der Kernspaltung. Außerdem würde wegen der Einbeziehung des Menschen die Medizin so revolutioniert wie durch Robert Koch, der die Bakterien als Krankheitserreger entdeckte.

Das EAV-Gerät enthält eine elektrische Schaltung. Daher sollten die obigen *Tests* von physikalischen Messungen begleitet werden. Man braucht nur die Ströme in den Leitungen zwischen der EAV-Apparatur und dem Patienten bzw. in der Meßwabe zu untersuchen. Was geschieht in den Leitungen bzw. in der Meßwabe, wenn der Meßstift auf Patienten mit unterschiedlichen Krankheiten gesetzt wird bzw. unterschiedliche Stoffe in die Meßwabe gebracht werden? Wenn sich herausstellen sollte, daß diese Ströme tatsächlich von den Krankheiten der Patienten oder Eigenschaften der Medikamente abhängen, würde dies nicht nur die Physik und die Medizin, sondern auch die Elektrotechnik revolutionieren.

In der Elektrotechnik gibt es zwar keinen Nobelpreis zu erlangen, aber viel Geld zu verdienen. Daher ist auch der Bundeswirtschaftsminister zuständig. Besonders denke ich hier an Hans-Olaf Henkel, der jetzt Präsident der Wissensgemeinschaft Leibniz ist, die 12 000 Mitarbeiter und einen Jahresetat von 800 Millionen Euro hat. (www.wgl.de). Damit sollte das Phänomen erforscht werden können. Hans-Olaf Henkel war jahrelang Präsident des Bundesverbandes der deutschen Industrie (BDI) und ist jetzt dessen Vizepräsident, hat also beste Verbindungen zur Wirtschaft. Die Erforschung dieser Revolution der Elektrotechnik würde der deutschen Industrie einen beachtlichen Wettbewerbsvorsprung verschaffen.

9.3.4 EAV und Jura

Die EAV steht zur Zeit in einer juristischen Auseinandersetzung. Ein Beamter hat sich entsprechend einer solchen Diagnose behandeln lassen und die Rechnung bei der Beihilfestelle eingereicht. Diese hat die Bezahlung der Rechnung verweigert, da EAV im Verzeichnis der beihilfefähigen Methoden nicht vorkommt. Der Widerspruch gegen die Ablehnung hatte keinen Erfolg, worauf der Beamte Klage beim Verwaltungsgericht erhob. Beide Seiten (der Staat und der Beamte) sind entschlossen, bis zum Bundesverwaltungsgericht zu gehen. Der Ausgang des Streites ist noch offen.

9.4 EAV und Bluttest nach Aschoff

Eine spezielle Ausführung der EAV mit einem Schwingkreis aus Spule und Kondensator in Verbindung mit dem Aschoffschen Bluttest wird von Christof Rohrbach[7] sehr genau beschrieben:

«Von besonderer Bedeutung ist der Aschoffsche Bluttest. Er basiert auf dem schon durch Voll[8] beschriebenen Effekt, daß der Ohmsche Übergangswiderstand von einer Elektrode auf einen Meridianpunkt des Körpers sehr empfindlich auf äußere Reize reagiert. ... Nun legt man einen auf Filterpapier aufgebrachten Blutstropfen des Patienten zunächst auf die Spulenseite. Wird der Schwingkreis S durch den Blutstropfen zur Schwingung angeregt, geht die Anzeige des Ohmmeters O aus dem

Normbereich heraus. In diesem Fall bezeichnet Aschoff das Blut als magnetisch. Dies bedeutet, daß das Blut eine Vorzugsrichtung seines magnetischen Spins aufweist, was auf gesundes Blut hinweist. Spricht der Schwingkreis an, wenn der Blutstropfen auf der Kondensatorseite liegt, hat man sog. elektrisches Blut, was nichts anderes heißt, als daß die magnetische Vorzugsrichtung des Blutes aufgehoben ist. Dies ist nach Aschoff die Folge einer längeren, schädigenden Einwirkung, z. B. durch geologische Störzonen wie Verwerfungen oder Spalten mit und ohne Wasserführung. ... Stammt das Blut von einem Kranken, kann der Bluttest auch eingesetzt werden, um die passende homöopathische Arznei zu finden. Hierzu wird eine Arznei nach der anderen neben den Blutstropfen gelegt und so lange gesucht, bis der Normbereich wieder erreicht wird. ... Von großer Bedeutung ist auch das von Aschoff entdeckte Löschphänomen.[9] Das Löschphänomen besteht darin, daß ein Blut seine Gesamtinformation verliert und damit auf dem Schwingkreis S nicht mehr meßbar wird, wenn das Blut kurzzeitig einer ... Einwirkung ausgesetzt wird ... Mittels des Löschphänomens ist es also möglich festzustellen, welchen Einflüssen z. B. durch ein Gitternetz oder durch Elektrosmog, der Betreffende unterworfen war.»

Wenn das alles stimmt, müssen Physik und Medizin geändert werden. Nach bisheriger Kenntnis ist völlig unverständlich, wie Blut einen Schwingkreis zur Schwingung anregen und «eine Vorzugsrichtung seines magnetischen Spins» haben könnte. Ebenso ist unverständlich, weshalb Blut durch «geologische Störzonen wie Verwerfungen oder Spalten» beeinflußt werden sollte.

Es sollte geprüft werden, ob der mit dieser Methode vertraute Arzt Bluttropfen unterschiedlicher Herkunft im Doppelblindversuch erkennt. Zwei möglichst unterschiedlichen Personen (junge, gesunde Frau und alter, kranker Mann) werden Blutproben entnommen und diese auf jeweils 10 Objektträger verteilt. Ebenso könnte das Blut einer Person mit Tierblut verglichen werden. Vorteile: Hohe Aussagekraft, geringe Kosten, keine ethischen Bedenken.

10. Gedanken zur Politik, Forschungspolitik und Gesellschaft

10.1 Bedeutung der Forschung für den Menschen

Im Jahre 1842 fand der Arzt Julius Robert Mayer (1814–1878) durch Untersuchungen am Blut seiner Patienten den Energiesatz der Physik – die ideale Kombination einer Menschen-Wissenschaft mit der Physik. Danach nahm jedoch die Forschung einen anderen Weg: Gegen Ende des 19. Jahrhunderts galt die Physik als abgeschlossen; die Newtonsche Mechanik und die Maxwellschen Gleichungen schienen alle physikalischen Fragen lösen zu können. Zu Beginn des 20. Jahrhunderts entstanden dann aus der Beobachtung winziger Abweichungen der Natur von den damals bekannten Naturgesetzen (Entdeckung der Radioaktivität, Strahlung des Schwarzen Körpers, photoelektrischer Effekt, spezifische Wärme bei tiefen Temperaturen, Verhalten der Elektronen bei hohen Geschwindigkeiten, präzise Messung der Lichtgeschwindigkeit in bewegten Systemen usw.) die gewaltigen Gebäude der Relativitäts- und Quantentheorie, die besten Beschreibungen der unbelebten Natur, die es je gab. Bei allen Forschungen der Physik im 20. Jahrhundert spielte der Mensch keine Rolle mehr. Diese Aussage bezieht sich auf die Fragestellung der Grundlagenforschung; daß die angewandte Physik enorme Fortschritte in der Medizin ermöglichte (Röntgenstrahlen, Ultraschall, Kernspintomographie usw.), steht auf einem anderen Blatt.

Die heutige physikalische Grundlagenforschung schreitet auf diesem Wege fort. Als Physiker im engeren Sinne begrüße ich die Erforschung höchster Energie in riesigen Beschleunigern, den Bau von gewaltigen Detektoren für Neutrinos, Gravitationswellen und Antimaterie (für die ein tonnenschwerer Magnet in eine Umlaufbahn gebracht werden muß), satellitengestützte Infrarot- und Röntgenteleskope usw. Es ist anzunehmen, daß alle diese Geräte uns weitere Kenntnisse über den Kosmos, extreme Zustände der Materie sowie des Raumes und der Zeit im Bereich des Urknalls und Schwarzer Löcher bringen werden.

Als Naturforscher im weiteren Sinne, der Chemie, Biologie und Medizin mitbetrachtet, sowie als Bürger, der auch das Gesundheitswesen und gesellschaftliche Entwicklungen im Blick hat, empfinde ich allerdings die Forschung dieser Art, die mit rein physikalischen Mitteln auf rein physikalische Fragen zielt, als «exklusiv physikzentriert». Ich plädiere daher gegen diese Forschungsart zugunsten einer biologisch/menschlich orientierten Forschung in einer Kombination von Physik und Biologie/Medizin. Dieses Buch versteht sich als eine Bestandsaufnahme der lebensrelevanten Teile der Physik am Ende des 20. Jahrhunderts und der Versuch, der Forschung so etwas wie ein Wegweiser ins 21. Jahrhundert zu sein.

Die Kenntnis des Urknalls und Schwarzer Löcher ist für den Menschen völlig unwichtig, weil sie in Raum und Zeit außerhalb seiner eigenen Existenz liegen. Ich versuche, einen anderen Weg einzuschlagen: Ich frage, ob die Physik falsch bzw. unvollständig ist und stelle den Menschen in den Mittelpunkt dieser Fragen.

10.2 Kosten der Forschung

Die Kosten der exklusiv physik-zentrierten Forschung haben heute Größen erreicht, die selbst die Forschungsetats großer Staaten überfordern. Aufgrund jahrelanger Tätigkeit im Rat des Fachbereichs Physik der Technischen Universität Berlin, seiner Forschungskommission sowie als Mitglied des Direktoriums des Optischen Institut, bin ich mit den Kosten wissenschaftlicher Untersuchungen einigermaßen vertraut. Nach meiner Schätzung liegen die Kosten für die Prüfung der Erdstrahlversuche nach Rohrbach, des Haupt-*Tests* der Radiästhesie, der Elektroakupunkturdiagnose nach Voll und einer Literaturrecherche zu physikalischen Aspekten der Homöopathie jeweils unter einer halben Million Euro. Die Kosten für die von mir vorgeschlagenen *Tests* der Homöopathie und die physikalische Untersuchung des Potenzierungsprozesses sollten im einstelligen Millionenbereich liegen.

Meines Erachtens könnten hier mit einem Aufwand, der im Prozentbereich der «exklusiv physik-zentrierten» Forschungen liegt, große Fortschritte erzielt werden. Diese würden sich nicht auf den Urknall oder Schwarze Löcher, sondern auf unsere Umwelt, unsere irdischen, persönlichen, gesundheitlichen und finanziellen Fragen beziehen und vielleicht auch unsere Kenntnis vom Menschen erweitern.

10.3 Konkrete Forschungsvorschläge

Als erste konkrete Maßnahme schlage ich vor: Die Max-Planck-Gesellschaft sollte eine Literaturrecherche zum Thema «Physikalisch/chemische Aspekte der Homöopathie» durchführen lassen. Es sind z. B. zu untersuchen: Die Veränderungen, die beim Schütteln auftreten (durch Hereinkommen von Bestandteilen aus der Luft, Herauslösen von Bestandteilen des Schüttelgefäßes), Relaxationszeiten der Wasserstoffbrückenbindungen, eventuelle Änderungen der Molekülstrukturen durch gelöste Stoffe. Diese Informationen sind *vermutlich* zum größten Teil bereits vorhanden, jedoch nur in schwer zugänglichen Fachzeitschriften veröffentlicht. Meines Erachtens wäre es eine Bringschuld gegenüber der Öffentlichkeit (die die MPG zum größten Teil finanziert), diese Informationen zusammenzustellen und in einer auch für Laien verständlichen Form aufzubereiten. Hiermit könnte die Diskussion versachlicht werden. Diese Arbeit erfordert weder komplizierte Geräte noch Tierversuche, kann vielmehr als Literaturrecherche in reiner Schreibtischarbeit erstellt werden.

Ferner ergibt sich eine Anregung an die Physikochemiker/Spektroskopiker: Es ist durchaus naheliegend zu *vermuten*, daß im Bereich der Niedrigpotenzen eine Polarisation (Beeinflussung) der Wassermoleküle durch die Urtinktur stattfinden könnte. Dies sollte mit den heute zur Verfügung stehenden Mitteln der (Kurzzeit)spektroskopie nachweisbar sein. Dies sollte erforscht werden, zumindest um den immer wieder auftretenden Meldungen von Privatforschern über ein Gedächtnis des Wassers qualifiziert gegenübertreten zu können. Ich sage bewußt nicht «entgegentreten», weil ich die Untersuchungen von Privatforschern durchaus ernst nehme.

10.4 Kollateral-Ergebnisse

Das «Unwort» des Jahres 1999 war «Kollateralschaden». So möchte ich hier – in positiver Verwendung des Wortes – auf «Kollateral-Ergebnisse» hoffen. Die Wissenschaftsgeschichte und die Lebenserfahrung lehren, daß das Leben voller Überraschungen ist: Planck wollte eigentlich nur die Diskrepanz zwischen zwei Formeln klären –

er legte den Grundstein zur Quantentheorie, der erfolgreichsten Theorie des 20. Jahrhunderts. Er fand eine der wichtigsten wissenschaftlichen Größen des 20. Jahrhunderts, die Plancksche Konstante, nicht dort, wo man sie nach heutiger Kenntnis suchen würde, in den Spektrallinien des Lichtes oder dem Aufbau der Atome, sondern auf einem «Nebenschauplatz», der Strahlung glühender Körper. Hahn und Straßmann wollten eigentlich nur kleine Veränderungen am Urankern studieren – sie fanden die Kernspaltung.

So *vermute* ich, daß sich im Zuge der von mir vorgeschlagenen Experimente auch viele unerwartete Erscheinungen finden lassen. Professor Mohr pflegte in seiner Elektrotechnik-Vorlesung zu sagen: «Intelligenz zeigt sich in dem, was man außerdem noch bemerkt.» Beispiel: Der englische Arzt Edward Jenner (1749–1823) bemerkte, daß Kuhhirten von den Pocken verschont blieben. Diese Beobachtung führte zur Entwicklung der Impfstoffe und damit zur Besiegung vieler Krankheiten.

Meine Vorschläge könnten den etablierten Physikern/Chemikern/ Biologen vielleicht abwegig erscheinen. Man stelle sich aber einmal vor, etwa im Jahre 1870 hätte jemand wie ich Hermann von Helmholtz den abwegig erscheinenden Vorschlag gemacht, alle Steine einer Mineralien-Sammlung auf Photoplatten zu legen. Dann hätte Helmholtz die Radioaktivität entdeckt und nicht Becquerel, als er im Jahre 1896 zufällig ein uranhaltiges Material auf eine Photoplatte legte. Dann wäre *vermutlich* die ganze Entwicklung der Physik und (wegen der Kernenergie) auch der Politik anders gelaufen.

Meine Vermutung – d.h. eine handlungsleitende These dieses Buches – ist: Wenn innerhalb der Max-Planck-Gesellschaft ein Prozent der Ausgaben für exklusiv physik-zentrierte Physik zu menschenrelevanter Physik-Forschung umgeschichtet wird, dann ist die Summe der Forschungsergebnisse höher als ohne diese Maßnahme.

10.5 Mögliche Ergebnisse und politische Konsequenzen

Ich weiß nicht, was bei diesen Untersuchungen herauskommen wird; andernfalls brauchten sie nicht durchgeführt zu werden. Ich kann nur *Vermutungen* anstellen über den Rahmen, in dem die Ergebnisse liegen könnten. Dieser Rahmen wird von zwei Extrempositionen gebildet, die für die Paraphänomene im allgemeinen und speziell die Homöopathie lauten:

A: Die Physik ist unvollständig
Dieser Schluß wäre zu ziehen, wenn die genannten Paraphänomene als existent nachgewiesen werden würden und/oder nicht im Rahmen der heutigen Physik erklärt werden könnten. Speziell: Die Homöopathie ist richtig. Belladonna D30 ist etwas anderes als Nux vomica D30. Dann handelt z. B. die Helmholtz-Gemeinschaft leichtfertig, wenn sie versäumt, durch die Untersuchung von zwei Fläschchen wesentliche Erkenntnisforschritte zu erzielen.

B: Die Physik ist richtig
«Richtig» heißt im Sinne der Popperschen Wissenschaftstheorie: «Im Rahmen der bisherigen Untersuchungen *bewährt*». Dieser Schluß ergäbe sich, wenn die Paraphänomene als nichtexistent festgestellt würden. Speziell: Die Homöopathie ist falsch. Belladonna D30 ist dasselbe wie Nux vomica D30. Dann handelt die Bundesgesundheitsministerin leichtfertig, wenn sie die nächste Fassung des Homöopathischen Arzneibuches unterschreibt, ohne sich vorher mit Detlev Ganten zu verständigen. Danach entstünde die Frage an die Medizin/Psychologie/Soziologie, weshalb der Glauben an die Paraphänomene sich so lange halten konnte. Konkret: Warum die Homöopathen so viel Erfolg haben.

Ebenso ergibt sich:
Entweder: Es gibt Erdstrahlen bzw. Feng-Shui-Energien, die für die Gesundheit der Bevölkerung von Bedeutung sind. Dann sollte der Staat Richtlinien zur Auffindung oder Abschirmung dieser Phänomene erlassen.
Oder: Die Phänomene existieren nicht. Dann sollte der Staat dies sagen, um den Bauherren unnötige Ausgaben zu ersparen.

10.6 Paraphänomene, PUSH und Verbraucherschutz

Im Mai 1999 wurde in Bonn das Aktionsprogramm PUSH (Public Understanding of Sciences and Humanities)[1] gegründet, dessen Memorandum «Dialog Wissenschaft und Gesellschaft»[2] u. a. von den Wissenschaftspräsidenten Hubert Markl, Detlev Ganten und Ernst-Ludwig Winnacker unterschrieben wurde. PUSH bezweckt, die Forschungen der Wissenschaftler aus dem Elfenbeinturm heraus in das Volk zu bringen. Mit PUSH wollen die Wissenschaftler (bzw. ihre Präsidenten) dem Volk die Wissenschaft erklären, d. h. den Teil der Wissenschaft, den die Wissenschaftspräsidenten für wichtig halten. Das ist sicher richtig. Sie sprechen dem Volk ins Ohr. Ich möchte den Dialog aber auch zweiseitig gestalten. Luther hat «dem Volk aufs Maul geschaut».

Aus meiner Vortragserfahrung und durch die Lektüre einschlägiger Zeitschriften ist mir bekannt, daß eine Fülle von Geräten und Verfahren für medizinische und technische Zwecke angeboten werden, die auf Paraphänomenen beruhen. Die Käufer (Verbraucher) sind den mit großem rhetorischen Aufwand vorgetragenen Beweisen für die Wirksamkeit der Verfahren hilflos ausgeliefert, zumal schon das meist der Physik entnommene Vokabular ihnen unverständlich sein muß. Wir haben in Deutschland die Situation, daß zur Beratung der Verbraucher in diesen Fragen niemand zuständig ist. Es gibt keine Anlauf- oder Fragestelle, die dem allgemeinen Publikum für Fragen hinsichtlich alternativer Verfahren und Geräte zur Verfügung steht. Meines Erachtens könnte hier das Ministerium für Verbraucherschutz eine sinnvolle Daueraufgabe sehen, die über den aktuellen BSE-Anlaß hinausgeht. Bei diesen konkreten Fragen nach Geräten und Verfahren, für die die Verbraucher große Summen ausgeben, ist ein Interesse des Publikums an der Wissenschaft schon vorhanden.

Ich möchte, daß die Wissenschaftler dem Volk nicht nur die eigene Wissenschaft erklären, sondern auch die, nach der das Volk fragt. Mit PUSH haben sich Wissenschaftler ausdrücklich zum Dialog mit der Öffentlichkeit bekannt; hier böten sich ihnen aussichtsreiche, das Publikum interessierende Themen.

Zur Beantwortung der Fragen aus dem Publikum müßten die angebotenen Geräte und Verfahren wissenschaftlich geprüft werden. Es gibt nicht nur Forschungseinrichtungen wie die Max-Planck-

Gesellschaft, sondern der Staat verfügt auch über eigene ausgezeichnete Prüfungsinstitute, z. B. die Bundesanstalt für Materialforschung und -prüfung (BAM), die Physikalisch-Technische Bundesanstalt (PTB) und die Biologische Bundesanstalt. Diese Institutionen könnten ohne Druck von Interessenverbänden prüfen, ob die parawissenschaftlichen Behauptungen wahr sind. Der Staat sollte seine bisherige Untätigkeit nicht mit dem Gebot weltanschaulicher Toleranz oder Neutralität begründen. Toleranz bezieht sich nur auf Werturteile, nicht auf Tatsachenaussagen wie das Funktionieren von Verfahren und Geräten. Der Staat dürfe die Namen von Weinpanschern nennen, da er eine Pflicht zum Verbraucherschutz habe, entschied der Bundesgerichtshof im Juli 2002.

Nach der Lebenserfahrung ist anzunehmen, daß es unter den Zehntausenden von Wissenschaftlern der staatlichen Institutionen mehrere gibt, die am eigenen Leibe positive Erfahrungen mit einer homöopathischen Behandlung bzw. einem Gerät der alternativen Medizin gemacht haben und/oder der Lehre Rudolf Steiners aufgeschlossen gegenüberstehen. Die Erfahrungen dieser Wissenschaftler sollten in die Versuchsplanung einbezogen werden. *Vermutlich* ergreifen sie dankbar die Gelegenheit, nun auch dienstlich ihr Weltbild unterstützen zu können.

10.7 Berliner Gespräch

Die (Hochpotenz-)Homöopathie widerspricht der Physik des 20. Jahrhunderts so wie die Strahlung des Schwarzen Körpers der Physik des 19. Jahrhunderts. Durch die Erklärung der Strahlung des Schwarzen Körpers begründete Max Planck (in Berlin) die Physik des 20. Jahrhunderts. Sollte die Homöopathie richtig sein, könnte Detlev Ganten (in Berlin) die Physik/Medizin des 21. Jahrhunderts begründen. Ich möchte die Politiker dafür sensibilisieren, daß hier ein Problem vorliegt und die Wissenschaftspräsidenten dafür, daß hier die Chancen bestehen, eine menschenrelevante Physik des 21. Jahrhunderts zu eröffnen.

Daher schlage ich ein «Berliner Gespräch» zwischen den Wissenschaftspräsidenten, den zuständigen Politikern und den Vertretern der jeweiligen Parawissenschaften vor, das am Beispiel der Homöopathie die Themen hätte:

164

a) Kann die Existenz dessen, wovon Antje Vollmer, alle Homöopathen und Anthroposophen, Georges Vithoulkas und das
Alternative Nobelpreis-Komitee, überzeugt sind, nämlich eines
Unterschiedes zwischen Belladonna D30 und Nux vomica D30,
nachgewiesen werden?

b) Kann damit die Physik/Medizin/Pharmakologie des 21. Jahrhunderts eröffnet werden, so wie Max Planck vor 100 Jahren in
Berlin die Physik des 20. Jahrhunderts eröffnete; d. h. ist die
Homöopathie die Protowissenschaft der Physik/Medizin des
21. Jahrhunderts?

c) Sollte die Bundesgesundheitsministerin die nächste Fassung des
Homöopathischen Arzneibuches unterschreiben?

Dieses Berliner Gespräch hätte für die Wissenschaft eine Brisanz
wie der Reichstag zu Worms 1521 für die Theologie, was Antje
Vollmer als promovierte Theologin zu schätzen wüßte.

Die Physik ist für mich kein abgeschlossenes Wissensgebiet, sondern steht der Veränderung und Erweiterung offen, wenn Experimente oder die Beobachtung der Natur und des Menschen dies erfordern.

> So wie die Physik ist
> Muß die Physik nicht bleiben.
> Sie anzutreiben
> Forscht, bis ihr wißt![3]

11. Anhang (Organisationen und Binomialformel)

11.1 IGPP und WGFP

«In Freiburg im Breisgau existieren heute drei Einrichtungen, die auf Aktivitäten des 1991 verstorbenen ... Prof. Hans Bender zurückgehen. ... Das private ‹Institut für Grenzgebiete der Psychologie und Psychohygiene e. V.› (IGPP) wurde 1950 von ihm gegründet und hauptsächlich durch Stiftungsmittel finanziert. Es beherbergt eine etwa 30 000 Bände umfassende Spezialbibliothek zu parawissenschaftlichen Themen ... Dem Institut für Psychologie der Universität Freiburg ist eine ‹Abteilung für Psychologie und Grenzgebiete der Psychologie› zugeordnet. Den entsprechenden Lehrstuhl bekleidet in der Nachfolge Benders derzeit Prof. Johannes Mischo, der auch dem IGPP vorsteht. ... Die ‹Parapsychologische Beratungsstelle› ist eine unabhängige Einrichtung und wird als ‹Ein-Mann-Unternehmen› von Walter von Lucadou für die 1981 gegründete ‹Wissenschaftliche Gesellschaft zur Förderung der Parapsychologie e. V.› (WGFP) betrieben, die etwa 40 Mitglieder hat.»[1]

Das IGPP bietet einen kostenlosen Informations- und Beratungsservice, Sachauskünfte zu Themen der Parapsychologie, zum Stand der wissenschaftlichen Forschung und steht für individuelle Informations- und Beratungsgespräche im Zusammenhang mit außergewöhnlichen Erfahrungen und Phänomenen zur Verfügung. Adresse: Institut für Grenzgebiete der Psychologie und Psychohygiene e. V., Wilhelmstraße 3a, 79098 Freiburg, Internet: www.igpp.de

11.2 CSICOP/GWUP/Skeptics Society

Das Committee for the Scientific Investigation of Claims of the Paranormal (CSICOP) wurde 1976 von dem Philosophieprofessor Paul Kurtz sowie bekannten Wissenschaftlern und Wissenschaftsautoren wie Carl Sagan, Martin Gardner, Ray Hyman, Isaac Asimov und Philip Klass gegründet. CSICOP gibt die Zeitschrift Skeptical Inquirer heraus, die weltweit über 80 000 Leser hat und sich alle zwei Monate kritisch mit grenzwissenschaftlichen Behauptungen auseinandersetzt (www.csicop.org).

Abonnenten der Zeitschrift aus Deutschland gründeten 1987 in

Bonn die GWUP (Gesellschaft zur wissenschaftlichen Untersuchung von Parawissenschaften) e.V. Die GWUP ist ein wegen Förderung der Volksbildung als gemeinnützig anerkannter Verein, in dem sich über 750 Wissenschaftler und wissenschaftlich Interessierte für Aufklärung und kritisches Denken, für sorgfältige Untersuchungen parawissenschaftlicher Behauptungen und die Popularisierung von wissenschaftlichen Methoden und Erkenntnissen einsetzen. Adresse: GWUP, Postfach 1222, 64374 Roßdorf, Tel. (0 61 54) 69 50 21, Internet. www.gwup.org, Email: anfrage@gwup.org

Die GWUP ist Herausgeberin der vierteljährlich erscheinenden Skeptiker-Zeitschrift für Wissenschaft und kritisches Denken (www.skeptiker.org). Aus einer interdisziplinären Perspektive hinterfragt der Skeptiker den Wahrheitsgehalt von parawissenschaftlichen Behauptungen kritisch, undogmatisch und mit wissenschaftlichen Methoden, analysiert die psychosozialen Hintergründe paranormaler Überzeugungssysteme und weist auf möglicherweise problematische Konsequenzen von pseudowissenschaftlichen Thesen hin. Daher bezeichne ich in diesem Buch als Skeptiker nicht die Anhänger einer Philosophie, die schon seit der Antike bekannt ist, sondern die Mitglieder der GWUP. Ich trat der GWUP 1989 bei und bin Mitglied ihres Wissenschaftsrates.

Dr. Michael Shermer gründete in den USA 1992 die Skeptics Society, die die Zeitschrift SKEPTIC herausbringt (www.skeptic.com). Diese Zeitschrift und weitere skeptische Literatur kann über den Verlag Lee Traynor (www.skeptic.de) bezogen werden. Der Okkultaufklärer und Trickzauberer James Randi bietet 1 Million Dollar der Person, die unter kontrollierten Bedingungen ein paranormales Phänomen vorführen kann (www.randi.org).

11.3 Anomalistik

Im Jahre 1999 wurde auf Initiative von Edgar Wunder das «Forum Parawissenschaften e. V. – Gemeinnützige Forschungsgesellschaft für Anomalistik» gegründet. Nach eigener Darstellung ist es «Ziel von Forum Parawissenschaften, wissenschaftliche Untersuchungen zu außergewöhnlichen menschlichen Erfahrungen, wissenschaftlichen Anomalien und sogenannten Parawissenschaften zu fördern, sowie die Öffentlichkeit über die Ergebnisse und den allgemeinen

Forschungsstand zu unterrichten.» Adressen: Postfach 1202, 69200 Sandhausen, Tel. (0 62 24) 92 22- 92, Fax -91. Im September 2002 wurde die Organisation umbenannt in «Gesellschaft für Anomalistik e. V.» (www.anomalistik.de).

11.4 Die Binomialformel

Im Abschnitt zur Statistik wurde der Fall eines Hellsehers behandelt, der z. B. behauptet, im voraus sagen zu können, welche Farbe (Kreuz, Pik, Herz, Karo) die Karte hat, die ich demnächst aus einem gemischten Kartenspiel ziehen werde. Da es vier Möglichkeiten gibt, ist die Wahrscheinlichkeit, daß der Hellseher durch Zufall richtig voraussagt, gleich $1/4$. Die Wahrscheinlichkeit, daß er auch beim zweiten Mal richtig voraussagt, ist gleich $(1/4)^2$, beim dritten Mal $(1/4)^3$ usw. Das gleiche gilt für den Haupt-*Test* der Radiästhesie, wenn der Pendler die Aufgabe hat, aus vier möglichen Frequenzen eines Senders die tatsächlich abgestrahlte Frequenz festzustellen.

Diese einfache Rechnung gilt für den Fall, daß der Hellseher in allen Fällen richtig voraussagt. Nach der Erfahrung ist jedoch damit zu rechnen, daß dies nicht immer eintritt. Angenommen, er erzielt in 20 Versuchen 18 Treffer, so wird man dies immer noch als Beweis seiner übernatürlichen Fähigkeiten ansehen. Wie aber ist es bei 12 oder 8 richtigen Voraussagen? Wie viele richtige Voraussagen gelten als Beweis seiner übernatürlichen Fähigkeiten, wann beginnt der Zufall? Hier ist die einfache Formel nicht mehr ausreichend, sondern es muß die vollständige Formel angewendet werden:

$$W_n(k) = \binom{n}{k} p^k (1-p)^{n-k}$$

Diese gibt die Wahrscheinlichkeit $W_n(k)$ dafür an, daß bei n Versuchen ein Ereignis k mal eintritt, wenn dessen Eintrittswahrscheinlichkeit beim Einzelversuch p ist[3]. Im genannten Fall der vier Kartenfarben ist die Wahrscheinlichkeit für einen Treffer $p = 1/4$, also ist die Wahrscheinlichkeit für einen Fehler $1-p = 3/4$. Der erste Faktor rechts vom Gleichheitszeichen heißt Binomialkoeffizient; er ist die abgekürzte Schreibweise für einen Bruch aus zwei Produkten. Der Zähler beginnt mit der angegebenen Zahl und erreicht in fallender

Folge so viele Faktoren, wie im Nenner angegeben sind. Im Nenner beginnen die Faktoren mit 1 und steigen bis zur angegebenen Zahl. Beispielsweise bedeutet $\binom{20}{5}$ (lies 20 über 5) den Bruch

$$\frac{20 \cdot 19 \cdot 18 \cdot 17 \cdot 16}{1 \cdot 2 \cdot 3 \cdot 4 \cdot 5} = 15\,504.$$

Eine nützliche Beziehung ist $\binom{n}{k} = \binom{n}{n-k}$. Hat beispielsweise ein Hellseher in 20 Versuchen 17 Treffer erzielt, müßte man den Binomialkoeffizienten $\binom{20}{17}$ ausrechnen. Die obige Beziehung erlaubt statt dessen den einfacheren Ausdruck $\binom{20}{3}$. Im Fall von Null Treffern ist der Binomialkoeffizient gleich Eins.

Der zweite Faktor ist gleich der Wahrscheinlichkeit für einen Treffer (im gegebenen Fall $p = 0{,}25$) hoch der Zahl der erzielten Treffer. Der dritte Faktor ist die Wahrscheinlichkeit für einen Fehler ($1 - p = 0{,}75$) hoch der Zahl der erzielten Fehler. Damit läßt sich die Formel in Worten ausdrücken: Die gesuchte Wahrscheinlichkeit ist gleich der Zahl der Versuche über der Zahl der Treffer mal der Wahrscheinlichkeit für einen Treffer hoch der Zahl der Treffer mal der Wahrscheinlichkeit für einen Fehler hoch der Zahl der Fehler.

Die obige Formel ergibt für 5 Treffer $W = \binom{20}{5}\,0.25^5\,0.75^{15} = 0{,}2023$, was bedeutet, daß diese Trefferquote in 20 % aller Fälle durch den Zufall zustande kommt, also keine Fähigkeit des Hellsehers beweist. Bei 8 Treffern ergibt sich $W = 6\,\%$, so daß das Ergebnis immer noch im Zufallsbereich liegt. Erst bei 9 Treffern liegt die Wahrscheinlichkeit für ein Zufallsergebnis mit 2,7 % unter der 5 %-Signifikanzgrenze, so daß von einer signifikanten Leistung des Hellsehers gesprochen werden kann. Bei 10 Treffern ist $W = 0{,}99\,\%$, womit die Fähigkeit des Hellsehers bereits auf dem 1 %-Signifikanzniveau erwiesen ist. Für 11 Treffer folgt $W = 0{,}3\,\%$, für 12 Treffer $= 0{,}075\,\%$, was jeden vernünftigen Zweifel an der Fähigkeit des Hellsehers ausschließt.

12. Anmerkungen und Literatur

1. Einleitung und Übersicht

1 Kant, I.: Beantwortung der Frage: Was ist Aufklärung? (Erscheinungsjahr 1784). Kants Werke. Akademie-Textausgabe, Walter de Gruyter & Co., Berlin 1968, Bd. VIII, S. 33–42, zitiert S. 37.

2 Anlehnung an die historische Realität: Verrat der Festung auf der griechischen Insel Rhodos.

3 Brecht, B.: «Legende von der Entstehung des Buches Taoteking auf dem Weg des Laotse in die Emigration». Große kommentierte Berliner und Frankfurter Ausgabe, Suhrkamp Verlag, Frankfurt am Main, 1988, Bd. 12, S. 34.

2. Aussagen der Physik

1 Feynman, R. P./Leighton, R. B./Sands, M.: Feynman Vorlesungen über Physik, R. Oldenbourg Verlag, München/Wien 1987, Bd. 1, Kapitel 1–2.

2 Tipler, P. A.: Physik, Spektrum Akademischer Verlag, Heidelberg/Berlin/Oxford 1994, S. 1425–1441.

3. Erkenntnisfortschritt durch Untersuchung von Paraphänomenen

1 Der Spiegel 10/1996, S. 100.

2 Goethe, J. W. v.: Sämtliche Werke. Deutscher Klassiker Verlag, Frankfurt am Main 1988, Bd. 2, S. 243. (Vier Jahreszeiten Nr. 52).

3 Popper, K. R.: Objektive Erkenntnis – Ein evolutionärer Entwurf, Hoffmann und Campe Verlag, Hamburg 4. Auflage 1984.

4 Popper, K. R.: Objektive Erkenntnis, a. a. O., S. 82. Der Text lautet im Original: «The method of science is the method of bold conjectures and ingenious and severe attempts to refute them.» (Popper, K. R.: Objective Knowledge – An Evolutionary Approach, Oxford At the Clarendon Press 1974, S. 81).

5 Popper, K. R.: Objektive Erkenntnis, a. a. O., S. 375.

6 Nachdem ich dieses Beispiel gebildet hatte, tauchten gegen Uta Pippig Dopingvorwürfe auf. Ob diese zutreffen bzw. ob ein Doping ursächlich für ihre Leistung war, kann ich nicht beurteilen. Das Beispiel zeigt nur, wie vorsichtig man selbst mit scheinbar einfachen Argumenten sein muß.

7 Simony, K.: Kulturgeschichte der Physik, Verlag Harri Deutsch, Thun/Frankfurt am Main 1990, S. 481–485.

8 Popper, K. R.: Logik der Forschung, J. C. B. Mohr (Paul Siebert), Tübingen 5. Auflage 1973, S. 75.

9 Lexikon der Physik in sechs Bänden, Spektrum Akademischer Verlag, Heidelberg/Berlin 2000.

10 Popper, K. R.: Objektive Erkenntnis, a. a. O., S. 30.

11 Simonyi, K.: Kulturgeschichte der Physik, a. a. O., S. 430.

12 Wunder, E.: Geburtshelfer Mond? Skeptiker 1/95, S. 7–14.

13 Acta Chirurgica Austria 31, 1999, S. 36, zitiert nach Skeptiker 3/99, S. 126.

14 Endres, K-P.,/Schad, W.: Biologie des Mondes, Hirzel, Stuttgart 1997; zitiert nach der Rezension durch Edgar Wunder im Skeptiker 1/98, S. 36.

15 Zur Vermeidung von Missverständnissen: Das Wort «Perpetuum mobile» (ewige Bewegung) ergibt nicht den Sinn. Eine «ewige Bewegung» ist sehr wohl möglich, z. B. die Bewegung der Erde um die Sonne. Gemeint ist vielmehr eine Maschine, die eine ewige Bewegung ausführt und dabei noch Energie nach außen abgibt, ohne selbst in ihrer Bewegung nachzulassen. Eine solches Perpetuum mobile ist nach heutiger Erfahrung unmöglich.

16 Fick, E.: Einführung in die Grundlagen der Quantentheorie, Aula-Verlag, Wiesbaden, 6. Auflage 1988, S. 37–41.

17 Kuypers, F.: Klassische Mechanik, Wiley-VCH, Weinheim/Berlin usw. 5. Auflage 1997, S. 49–54.

4. Homöopathie nach Hahnemann

1 Tagesspiegel vom 3.4.1997.

2 Dethlefsen, Th.: Schicksal als Chance – Das Urwissen zur Vollkommenheit des Menschen, Goldmann Taschenbuchausgabe, C. Bertelsmann Verlag GmbH, München, 15. Auflage 1985, S. 157.

3 Köhler, G.: Lehrbuch der Homöopathie, Bd. I: Grundlagen und Anwendung, Hippokrates Verlag, Stuttgart, 7. Auflage 1999, S. IX.

4 Gawlik, W.: Homöopathie und konventionelle Therapie – Anwendungsmöglichkeiten in der Allgemeinpraxis, Hippokrates Verlag, Stuttgart 2. Auflage 1992, S. 15.

5 Zum Heilen gehört Liebe – Alternativmedizin auf Alonissos. Ein Film von Lourdes Picareta. Südwestfunk: Baden-Baden © 1998.

6 Schröder/Beckmann/Weber: Beihilfe – Vorschriften des Bundes und der Länder, Richard Boorberg Verlag edition moll 1998, Bd. II, Anhang 15 Gebührenverzeichnis für Heilpraktiker (GebüH) Ziffer 2: «Durchführung des vollständigen Krankenexamens mit Repertorisation nach den Regeln der klassischen Homöopathie».

7 Zitiert nach Prokop, O.: Homöopathie – was leistet sie wirklich? Verlag Ullstein, Frankfurt am Main/Berlin 1995, S. 103–107. Und Österreichische Apotheker-Zeitung 47. Jahrgang Folge 23 vom 5. Juni 1993, S. 475.

8 Oepen, I. (Hrsg.): Unkonventionelle medizinische Verfahren, Gustav Fischer Verlag, Stuttgart 1993.

9 Oepen, I./Schaffrath, B.: Homöopathie heute. In: Skeptiker 2/91, S. 38.

10 Hopff, W. H.: Homöopathie kritisch betrachtet, Georg Thieme Verlag, Stuttgart 1991.

11 Burkhard, B.: Anthroposophische Heilmittel – eine kritische Betrachtung, GOVI-Verlag, Eschborn 2000.

12 Bühring, M./Kemper, F. H. (Hrsg.): Naturheilverfahren und unkonventionelle medizinische Richtungen, Springer LoseBlattSysteme, Stand 1993, Abschnitt 01.01., S. 3.

13 Siehe Biographie in «Die großen Deutschen», Deutsche Biographie in vier Bänden. Herausgegeben von Heimpel, H.,/Heuss, Th./Reifenberg, B., Propyläen-Verlag bei Ullstein, Berlin 1956, Bd. II, S. 472–480.

14 Homöopathie – Eine Standortbestimmung des Deutschen Zentralvereins Homöopathischer Ärzte (Allgemeine Homöopathische Zeitung (AHZ 5/1998, Bd. 243, S. 198–202) (www. homoeopathy.de/ DZV/Standort-bestimmung.htm). E-mail-Adresse für Fragen und Kommentare: dzvhaepr@aol.com).

15 Hahnemann, S.: Organon der Heilkunst. Erneuter Nachdruck der von Richard Haehl herausgegebenen 6. Auflage, Hippokrates Verlag, Stuttgart 1982.

16 Köhler, G.: Lehrbuch der Homöopathie, a. a. O., S. 1.

17 Gabanyi, D.: Homöopathie für Allgemein- und Fachpraxen, Spitta Verlag, Balingen 1998, Bd. 2, Kapitel 3 4/3, S. 2.

18 Köhler, G.: Lehrbuch der Homöopathie, a. a. O., S. 52, 53, 55.

19 Köhler, G.: Lehrbuch der Homöopathie, a. a. O., S. 50.

20 Gawlik, W.: Homöopathie . . ., a. a. O., S. 268.

21 Köhler, G.: Lehrbuch der Homöopathie, a. a. O.

22 Köhler, G.: Lehrbuch der Homöopathie, a. a. O. S. 116.

23 Gabanyi, D.: Homöopathie, a. a. O., Bd. 3., Kapitel 2 7/2.4, S. 6.

24 LM-Potenzen im Blickpunkt – Daten – Fakten – Informationen. Deutsche Homöopathie Union, Karlsruhe 1994, Nachdruck 1997, S. 6.

25 Grimm, A.: Herstellungsvorschriften für Q-Potenzen nach Organon VI als Vorlage für eine neue HAB-Vorschrift. KH 2, S. 76–79 (1993).

26 Brecht, B.: Aus: «Lob des Lernens», a. a. O., Band 11, S. 233.

27 Nach dem Europäischen Arzneibuch von 1997 S. 1821 darf gereinigtes Wasser (Aqua purificata) einen Verdampfungsrückstand von höchstens 0,001 Prozent aufweisen.

28 Dethlefsen, Th.: Schicksal als Chance, a. a. O., S. 159, 160.

29 Arndt, U.: Geheimnis Wasser – Das elementare Gedächtnis, esotera 9/96, S. 26–28.

30 Keller, G. v.: Die homöopathische Heilweise. Zeitschrift für Klassische Homöopathie 2/1998, S. 75.

31 Der Spiegel 21/97, S. 22–24.

32 Gawlik, W.: Homöopathie . . ., a. a. O., S. 269.

33 Gabanyi, D./Wünstel, G./Gawlik, W./Stübler, M. (Hrsg.): Aktuelle Anwendungsmöglichkeiten der Homöopathie in der ärztlichen Praxis. Spitta Verlag Balingen 1987, Bd. 4, Teil 8 Kap. 2.5, S. 2.

5. Homöopathieähnliche esoterische Heilverfahren

1 Dethlefsen, Th.: Schicksal als Chance, a. a. O.

2 Dethlefsen, Th.,/Dahlke, R.: Krankheit als Weg. Deutung und Bedeutung der Krankheitsbilder, C. Bertelsmann Verlag, München 1983.

3 Dethlefsen, Th.: Schicksal als Chance, a. a. O. Erstes Innenblatt und Klappentext.

4 http://www.waldorfkindergarten-schwetzingen.de/ant-haup.htm.

5 www.goetheanum.ch/leute/rsteiner.htm. Stand Januar 1998.

6 Dethlefsen, Th.: Schicksal als Chance, a. a. O., S. 30.

7 Dethlefsen, Th.: Schicksal als Chance, a. a. O., S. 31, 32.

8 Dahlke, M. und R.: Die Ursprache der Seele, esotera 1/97, S. 18, 19.

9 Steiner, R.: Gesundheit und Krankheit. Themen aus dem Gesamtwerk 10. Ausgewählt und herausgegeben von Otto Wolff. Verlag Freies Geistesleben, 3. Auflage Stuttgart 1992, S. 63, 64.

10 WELEDA Ratgeber Unsere Heilmittel für Ihre Hausapotheke, WELEDA Heilmittelbetriebe, Schwäbisch Gmünd 2. Auflage 1994, S. 25.

11 Steiner, R.: Arbeitsfelder der Anthroposophie. Medizin und Pädagogik. Vorträge und Aufsätze, Ausgewählte Werke, Bd. 8. Fischer Taschenbuch Verlag, Frankfurt am Main 1985, S. 205.

12 Steiner, R.: Arbeitsfelder der Anthroposophie, a. a. O., S. 202.

13 Bühler, W./Wolff, O.: Soziale Hygiene. Anthroposophische Medizin und ihre Heilmittel. Merkblatt Nr. 113. Verein für ein erweitertes Heilwesen e. V. Bad Liebenzell-Unterlengenhardt, 6. Auflage 1992, S. 25.

14 Daems, W. F.: Mensch und Pflanze – Die Heilpflanzen in Vergangenheit, Gegenwart und Zukunft. WELEDA Schriftenreihe Nr. 15; Sonderdruck aus William Thomson, A. R. (Hrsg.): Heilpflanzen und ihre Kräfte, S. 185–199, Verlag Helmut Linden, Köln 1978, S. 15–17.

15 Wolff, O.: Soziale Hygiene, a. a. O., S. 23, 24.

16 Steiner, R.: Erde und Naturreiche. Themen aus dem Gesamtwerk 5, Herausgegeben von H. Heinze, Verlag Freies Geistesleben, 2. Auflage Stuttgart 1981, S. 149–150.

17 Wolff, O.: Soziale Hygiene, a. a. O., S. 25.

18 www.demeter.net/fring/index/frame.html. Dort weiter bio-dynamisch, Zeittafel: 1994 «Erste Habilitation über ein biologisch-dynamisches Thema von Dr. Hartmut Spieß, Institut für biologisch-dynamische Forschung, zu kosmischen Rhythmen».

19 WELEDA Nachrichten Heft 214, Johanni 1999, S. 10, 11.

20 WELEDA Nachrichten Heft 214, S. 24.

21 Steiner, R.: Mensch und Sterne. Themen aus dem Gesamtwerk 16. Ausgewählt und herausgegeben von Heinz Herbert Schöffler. Verlag Freies Geistesleben, Stuttgart 1990, S. 10–12.

6. Tests der Homöopathie, Politik und Krankenkassen

1 Schmidt, S.: in: Bühring-Kemper, a. a. O., Sektion 14, Homöopathie und verwandte Verfahren 14.01 Homöopathie im Überblick (Stand Juli 1992), zitiert S. 20.

2 Strubelt, O./Claussen, M.: Ist Homöopathie mehr als Placebo? Die fehlende Beweiskraft einer sogenannten Meta-Analyse. Skeptiker 12 1&2/99, S. 40–43.

3 Strubelt, O./Claussen, M.: Zum Wirksamkeitsnachweis homöopathischer Arzneimittel. Dtsch. med. Wschrift. 124 (1999), S. 261–266.

4 Tagesspiegel vom 14.10.1996

5 Weingärtner, O.: Homöopathische Potenzen – Wunsch und Wirklichkeit bei der Suche nach der therapeutisch wirksamen Komponente, Springer-Verlag, Berlin/Heidelberg usw. 1992.

6 Süddeutsche Zeitung Magazin Nr. 48 vom 29.11.1996, S. 27.

7 Dethlefsen, Th.: Vortrag: Homöopathie als Urprinzip. Produktion und Vertrieb: Hermetische Truhe Barbara Dethlefsen, Kurfürstenstr. 45, 80801 München, © 1982 Hermetische Truhe.

8 Homöopathie im Blickpunkt. Grundlagen – Praxis – Geschichte. Deutsche Homöopathische Union, Karlsruhe 1994, S. 78.

9 Righetti, M.: Forschung in der Homöopathie. Burgdorf/Göttingen 1988.

10 Harisch, G., Kretschmer, M.: Jenseits von Milligramm. Die Biochemie auf den Spuren der Homöopathie. Springer Verlag, Berlin/Heidelberg usw. 1990.

11 Walach, H.: Homöopathie als Basistherapie – Plädoyer für die wissenschaftliche Ernsthaftigkeit der Homöopathie, Haug, Heidelberg 1986.

12 Matthiessen, P. F.,/Roßlenbroich, B./Schmidt, S.: Unkonventionelle medizinische Richtungen. Bestandsaufnahme zur Forschungssituation. Schriftenreihe zum Programm der Bundesregierung Forschung und Entwicklung im Dienste der Gesundheit, Bd. 21. Wirtschaftsverlag NW, Bremerhaven 1992.

13 Weingärtner, O.: Homöopathische Potenzen, a. a. O.

14 Haidvogl, M.: Klinische Studien zum Wirksamkeitsnachweis der Homöopathie. Deutsche Apotheker-Zeitung 133 (1993): 1697–1705.

15 Kleijnen, J.,/Knipschild, P.,/ter Ried, G.: Clinical trials of homoepathy. Br. Med. J. 302 (1991): 316–323.

16 Dethlefsen, Th.: Schicksal als Chance, a. a. O., S. 165

17 Lambeck, M.: Experimental-Vorschlag zur Prüfung der Homöopathie nach Thorwald Dethlefsen. Skeptiker 3/92, S. 58.

18 Süddeutsche Zeitung Magazin Nr. 48 vom 29.11.1996, S. 24.

19 WELEDA Ratgeber Unsere Heilmittel für Ihre Hausapotheke 2. Auflage 1994, S. 73.

20 Simonyi, K.: Kulturgeschichte der Physik, a. a. O., S. 357, 368, 393.

21 Niedrig, H.: Physik. Springer Verlag, Berlin/Heidelberg usw. 1992, S. 142–148.

22 Bekanntmachung des Bundesministers für Gesundheit vom 18. Dezember 1992 (BAnz. Nr. 244 vom 30. Dezember 1992).

7. Parapsychologie

1 Lucadou, W. v.: Psyche und Chaos – Theorien der Parapsychologie, Insel Verlag, Frankfurt am Main/Leipzig 1995, S. 43.

2 Bender, H., (Hrsg.): Parapsychologie – Entwicklung, Ergebnisse, Probleme, Wissenschaftliche Buchgesellschaft, Darmstadt 1966.

3 Mann, Th.: «Okkulte Erlebnisse» in: Über mich selbst, Fischer Taschenbuch Verlag, Frankfurt am Main 1994, S. 223–259, zitiert S. 258, 259.

Siehe auch den Brief Thomas Manns vom 21. Dezember 1922 an Baron Schrenck, abgedruckt in: Bender, Parapsychologie, a. a. O., S. 496–501, und in: Lucadou, W. v.: Psyche und Chaos, a. a. O., S. 206, 207.

4 Bender, H. (Hrsg.): Parapsychologie, a. a. O., S. 285–404.
5 Berger, L.: «Engelszungen» im EEG, esotera 2/96, S. 25, 28, 29.
6 esotera 2/98, S. 41, 45, 46.
7 esotera 3/98, S. 49, 51.
8 esotera 4/98, S. 86, 88.
9 Es gibt einen Dachverband Geistiges Heilen DGH. [Anzeige in esotera 1/99 S. 14] «Informations-Material erhalten Sie gegen DM 5.– in Briefmarken bei DGH Geschäftsstelle: Hauptstraße 20, 69117 Heidelberg.»
10 Hingewiesen wird auf: Kerner, D./Kerner, I.: Heilen – Wie Heilen wirkt; Energiesystem des Menschen; Heilen ist erlernbar; Heiler im Test, Kiepenheuer & Witsch, Köln 1997.
11 esotera 7/98, S. 9.
12 Lambeck, M.: Können Paraphänomene durch die Quantentheorie erklärt werden? Zeitschrift für Parapsychologie und Grenzgebiete der Psychologie 39, Nr. 1/2, 1997, S. 103–116.
   Lucadou, W. v.: Muß die Quantentheorie durch Paraphänomene ergänzt werden? – Bemerkungen zu Professor Lambecks Thesen, ebd., S. 117–122.
   Lambeck, M.: Antwort auf die Replik von Dr. Dr. von Lucadou, ebd., S. 123–128.

8. Erdstrahlen, Wünschelruten, Pendel und Feng Shui

1 Kirchner, G.: Pendel und Wünschelrute – Handbuch der modernen Radiästhesie, Droemersche Verlagsanstalt Th. Knaur Nachf., München 1985, S. 1.
2 Niedrig, H.: Physik, a. a. O., S. 488–501.
3 Tipler, P. A.: Physik, a. a. O., S. 1212–1263.
4 König, H. L./Betz, H.-D.: Erdstrahlen? Der Wünschelruten-Report – Wissenschaftlicher Untersuchungsbericht, Eigenverlag, München 1989
5 Skeptiker 4/89, S. 4–24.
6 Skeptiker 1/91, S. 4–10.
7 Enright, J. T.: Water Dowsing: The Scheunen Experiments. Naturwissenschaften 82/95, S. 360–369.
8 Skeptiker 1/96, S. 25.
9 Wagner, H./Betz, H.-D./König. H. L.: Schlußbericht 01KB8602. BMFT 1990.
10 Kürschners Deutscher Gelehrten Kalender, Walter de Gruyter, Berlin/ New York 1992.
11 Rohrbach, Chr.: Handbuch für elektrisches Messen mechanischer Größen, VDI-Verlag, Düsseldorf 1967.
12 Rohrbach, Chr.: Radiästhesie: physikalische Grundlagen und Anwen-

dungen in Geobiologie und Medizin, Karl F. Haug Verlag, Heidelberg 1996.

13 Curry, M.: Curry-Netz, Das Reaktionsliniensystem als krankheitsauslösender Faktor, Herold-Verlag Dr. Wetzel, 3. Auflage 1983 München-Solln.

14 esotera 2/99, S. 16–20.

15 esotera 12/99, S. 80.

16 esotera 8/99, S. 10–15.

17 Lambeck, M.: Ruten-Phänomen und elektrische Felder, Skeptiker 3/96, S. 107.

9. Alternative physikalisch-medizinische Verfahren

1 Josef Rattner, J.: Klassiker der Tiefenpsychologie, Bechtermünz Verlag im Weltbild Verlag, Augsburg 1997, S. 269–306.

2 esotera 4/97, S. 40–43.

3 Lassek, H.: Orgon-Therapie – Ein Handbuch der Energiemedizin, Scherz Verlag, Bern/München/Wien 1997 Klappentext.

4 Lassek, H.: Orgon-Therapie, a. a. O., S. 156, 157.

5 Lassek, H.: Orgon-Therapie, a. a. O., S. 157–170.

6 Schröder/Beckmann/Weber: Beihilfe, a. a. O., Ziffer 21.2: »Elektroakupunktur«.

7 Rohrbach, Chr.: Radiästhesie, a. a. O., S. 224 ff.

8 Rossmann, H.: Organometrie nach Voll, Karl F. Haug Verlag, Heidelberg 1988.

9 Aschoff, D.: Was leistet der elektromagnetische Blut-Test bei der Erkennung von Standortfaktoren? II. Kongress des IAG, Standort als Risikofaktor, Main-Finthen 1994, Hrsg.: IAG, Frankfurt-Main, Nonnenpfad 37, S. 46–60.

10. Gedanken zur Politik, Forschungspolitik und Gesellschaft

1 www.stifterverband.de/push_aktionsprogramm.html.

2 www.stifterverband.de/push_memorandum.html.

3 Anlehnung an Bertolt Brecht: «Die Erziehung der Hirse», a. a. O., Bd. 15, S. 230.

11. Anhang (Organisationen und Binomialformel)

1 Skeptiker 2/98, S. 66, dort S. 65–68 auch ein Interview mit von Lucadou.

2 Themenheft «10 Jahre GWUP», Skeptiker 4/97, S. 119.

3 Bortz, J.: Statistik für Sozialwissenschaftler, Springer-Verlag, Berlin/Heidelberg usw. 5. Auflage 1999, S. 67. Tabelle der Binomialverteilung bis n = 20, S. 765.